孙德仁
小儿推拿
让孩子吃饭香、长得高、少生病

孙德仁
主编
山西省名中医
北京中医药大学中医临床特聘专家、主任医师
中华中医药学会少儿推拿传承发展共同体主席

王建红
中华中医药学会少儿推拿传承发展共同体执行副秘书长
中医副主任医师、山西省河东中医少儿推拿学校业务校长

U0223977

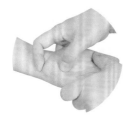
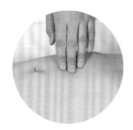
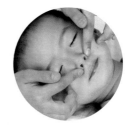

全国百佳图书出版单位
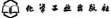
化学工业出版社
·北京·

图书在版编目（CIP）数据

孙德仁小儿推拿：让孩子吃饭香、长得高、少生病 /
孙德仁，王建红主编 .—北京：化学工业出版社，
2020.2（2025.2重印）
ISBN 978-7-122-36036-6

Ⅰ.①孙⋯ Ⅱ.①孙⋯②王⋯ Ⅲ.①小儿疾病－推
拿 Ⅳ.① R244.15

中国版本图书馆 CIP 数据核字（2020）第 006775 号

责任编辑：张 琼 高 霞
责任校对：边 涛 装帧设计：悦然文化

出版发行：化学工业出版社（北京市东城区青年湖南街 13 号 邮政编码 100011）
印 装：北京宝隆世纪印刷有限公司
710mm×1000mm 1/16 印张 12 字数 203 千字 2025 年 2 月北京第 1 版第 3 次印刷

购书咨询：010-64518888 售后服务：010-64518899
网 址：http://www.cip.com.cn
凡购买本书，如有缺损质量问题，本社销售中心负责调换。

定 价：58.00元

从胎儿时期到六七岁，孩子的脏腑功能都还处于快速生长期，还没有完全发育成熟的脏腑特别容易受到外界环境的影响，从而导致疾病的发生。有没有一种方法，能增强孩子对外界环境的适应能力，或者生病后能减少打针、输液的痛苦呢？答案是：有！这就是小儿推拿疗法。

作为河东少儿推拿流派的传承人，我数十年如一日在儿推领域深耕，见证了推拿对于小儿常见问题和疾病调理的显著优势。我有两个儿子，小时候我经常给他们做推拿，他们个子长得很高，身体也强壮，很少生病。我深深地感到，小儿推拿有疗效，对孩子起到了强身、增高、益智的作用。

我从医30余年，用一双手解除了许多孩子的病痛和烦恼：吃饭不香、个头矮小的孩子，经过推拿打开了胃口，吃饭香了，个子也长高了；体质差、动不动就感冒发烧的孩子，通过推拿增强了体质，从此生病少了；孩子白天在人多的地方受到惊吓，夜晚睡眠不安、彻夜啼哭，家长急得团团转，我用双手帮孩子驱散惊恐，让孩子心神安宁，再不哭闹……

小儿推拿是老祖宗留给我们的"传家宝"，把儿推这门学问推广出去，不让它被丢掉，这是我的责任和使命。

我创立的"德仁儿推"，是在继承和发展少儿推拿河东流派的基础上形成的，主要有四大特色：一、重视脾胃调理，通过手法打开孩子的胃口，让孩子吃饭香、消化好；二、独创了足部特效穴推拿法，用止咳、消食、镇惊、止泻四大穴调理小儿常见病；三、手法轻、快、柔、实，实施推拿时，许多孩子没有疼痛感，能愉快地接受；四、运用中医经络原理，从小儿十二正经和任督两脉上选取特效穴，调理小儿常见问题和疾病。

这本书详细地向读者介绍"德仁儿推"特色疗法，针对0～12岁孩子多发的感冒、积食、发热、腹痛等疾病，结合我在临床实践中的具体案例，给出推拿调理方案。期望家长们能够学以致用，用您勤劳的双手推走孩子身体上的不适和疾病。

路漫漫其修远兮，吾将上下而求索。人生如此，医道如此，小儿推拿亦如此。最后，我衷心祝愿每一个孩子都能够健康、快乐、幸福地成长！

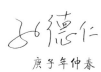

庚子年仲春

目录

PART 2

妙用特效穴，解决宝宝感冒、积食、发热、肚子疼

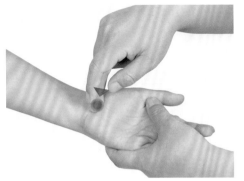
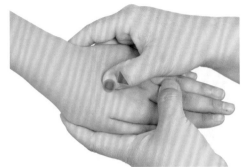

常按手足特效穴，
孩子健康有保障

孙德仁小儿推拿
为什么有效

推拿强健脾胃，
孩子从小到大少生病

小儿脾虚十大危害

小儿体质好坏的关键在于脾胃，脾胃差体质也就跟着变差了。

腹泻或者便秘

脾虚泻：脾气虚则食物不能得到充分消化，孩子一吃就拉，一般拉稀便，含有未完全消化的食物。

便秘：脾气虚不能把津液传送至大肠，大肠就会变得干燥，从而形成便秘。

不爱吃饭

脾是将胃中的食物转化为营养的主角。脾气虚，胃的消化功能就会变弱。再让孩子多吃，更消化不了。所以孩子不想吃饭，与脾的功能失常密不可分。

体质差，容易感冒

脾气虚，孩子不好好吃饭，时间一长营养跟不上，体质自然会变差，稍不注意就患上感冒。

比同龄孩子瘦小

脾虚导致吃饭不香，吃不好，孩子就不长个儿。

体内湿气重

中医认为，脾是运化水液的，脾虚则无法把水运到需要的地方，水液凝聚变成致病的因素——湿气，孩子如果湿气重，平时总是无精打采、懒洋洋的。

一感冒就容易咳嗽

脾气虚会导致经常感冒咳嗽。脾属土，肺属金，土生金，脾虚时间长了，就会影响肺气，而肺气虚会导致咳嗽。

脾气大

孩子平时不好好吃饭，而且脾气还特别大。中医认为，这属于脾虚肝旺，肺脾气虚，导致肝气过于强盛，容易发脾气。

出汗多

中医认为人体表面有一种保护性的气叫卫气，卫气有防御和固摄的作用。卫气产生于脾胃，脾虚则卫外功能不固，孩子便会出现多汗的症状。

爱流口水

中医讲"脾在液为涎"，孩子脾虚的时候就容易"垂涎三尺"，经常流口水。

形成疳积，面黄肌瘦

脾气虚引起运化失常，形成积滞。积滞日久，体内的营养物质不能被吸收，最终形成疳积而导致面黄肌瘦。

常捏脊，孩子吃饭香、消化好

在晋代名医葛洪的《肘后备急方》中，捏脊疗法作为医疗手段被正式记载，称为"华佗捏脊法"，从此被中医界广泛运用。

捏脊可以让孩子阳气充足

脊柱是人体奇经八脉中督脉所在的部位。督脉的作用是"总督一身之阳气"。经常捏脊可以让孩子阳气充足、精力充沛，还有助于智力发育。

捏脊可很好地调节脾胃功能

捏脊能调节脏腑的生理功能，使全身气血通畅，尤其是对脾胃功能的调节，还能促进消化吸收、提高抵抗力。

华佗捏脊法：捏三提一

捏脊法作用于背部督脉，督脉在后背正中线。捏脊方向为自下而上，从尾椎骨至颈部大椎穴（颈后隆起最高点下方凹陷处）。

一般捏3~5遍，以皮肤微微发红为度。在捏最后一遍时，常常捏三下向上提一次，称为"捏三提一"。应沿直线捏，不要歪斜。

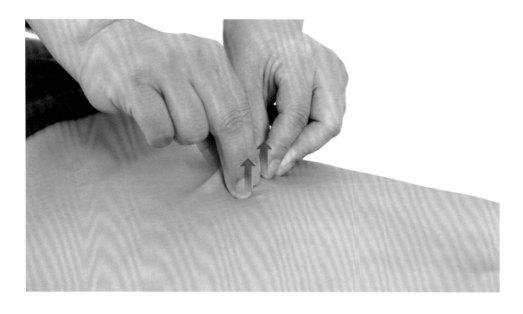

揉揉肚子，孩子不拉稀、不便秘、消化好

给孩子揉肚子，也称摩腹。中医认为，人体腹部为"五脏六腑之宫城，阴阳气血之发源"。揉肚子可充实孩子五脏，疏通脾胃之气，有助于促进消化。给孩子揉肚子，要针对不同的情形用不同的方法。

孩子大小便正常

如果孩子大小便正常，可以顺、逆时针各按揉腹部150次，平补平泻。

孩子大便干、小便黄

如果孩子大便干、小便黄，可以顺时针揉200次，逆时针揉100次，这是清中有补。

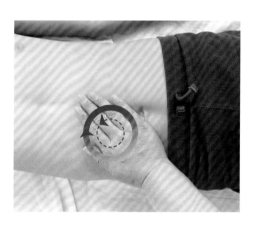

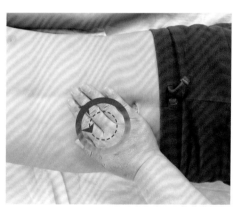

孩子大便稀、小便清

如果孩子大便稀、小便清，则逆时针揉200次，顺时针揉100次，以补为主。

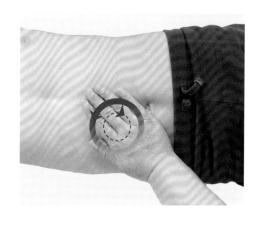

常揉足三里，胜吃老母鸡

足三里是有名的强壮穴，对孩子的脾胃有很好的补益作用。中医有句古话叫"要使小儿安，三里水不干"，本来是指用化脓灸法对孩子的足三里进行艾灸，达到祛病保健的目的。平时在家，常给孩子按揉足三里，同样能取得健身防病的效果。

"肚腹三里留"

《四总穴歌》中有一句话"肚腹三里留"，如果孩子有消化不良的早期症状，如不想吃饭、腹胀、恶心，按一按足三里，有助于促食欲。

按揉足三里，健脾胃，长高个儿

按揉足三里有补益脾胃、健胃消食、强壮身体的作用，尤其适合脾胃虚弱的孩子的日常保健，对于发育不良、营养不良、感冒、哮喘等病症有很好的预防及治疗效果。

按揉足三里的方法：用拇指指腹按

推拿时用拇指指腹按揉两侧的足三里，每侧按揉 100～200 次。如果是日常保健，按揉的力度可以轻柔一些；如果孩子有积食症状，按揉的力量要稍重一些，时间也可以适当长一些。

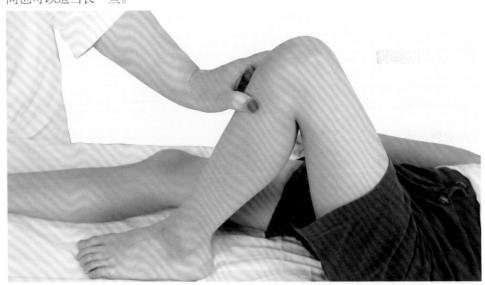

小胖墩不要愁，肚子上有两大减肥开关

为什么现在的孩子有不少是小胖墩，真正身体结实的却很少呢？经常听到小胖墩的家长满腹苦水："孩子胖，可不结实，身体总闹毛病。而且胖也妨碍运动，长大后不好看。"原因是多方面的，主要内因是孩子脾胃虚弱。

小胖墩是如何形成的

许多家长认为给孩子吃丰盛的食物，孩子就会充分吸收全面的营养。实则相反，这样喂养容易导致营养过剩、消化不良。譬如，孩子的脾胃能接受十分的东西，家长给它七八分正好，给它二十分，就会伤了孩子的脾胃。给孩子吃太多的高营养食物，超过孩子自身所需要的，反而会造成孩子脾虚，变得虚胖。

摩中脘，健脾消食不长胖

中脘穴位于肚脐上4寸，当剑突下至脐连线的中点，有健脾和胃的功效。用食指、中指、无名指三指摩中脘3～5分钟，可以消食健脾，预防和调理小儿肥胖。

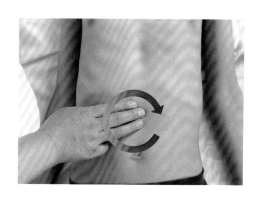

揉天枢，健脾胃、助消化

天枢穴位于脐旁2寸，横平脐中，左右各一穴，有理气助消化、通调肠胃的功效。用拇指或中指指腹揉天枢100～200次，可以调理小儿肥胖、积食不化等问题。

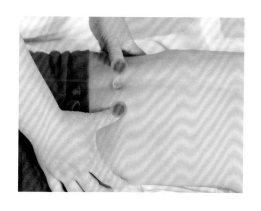

推五个手指，
就能养护孩子五脏

孩子的五个手指分别与心、肝、脾、肺、肾五脏相对应，称为五经穴。经常在孩子手指上做推拿，就能保养孩子五脏。

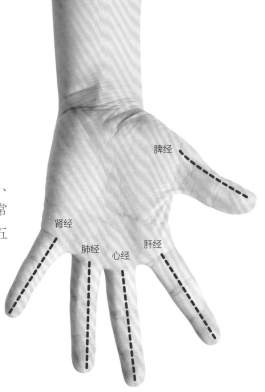

脾经
肾经
肺经 心经 肝经

拇指 · 脾经

[取穴] 从孩子拇指桡侧缘（以手掌为例，靠拇指一侧称为桡侧）指尖到指根成一直线，是脾经的位置。

[操作] 用拇指指腹从孩子拇指尖向指根方向直推脾经 100 次为补脾经。

[功效] 孩子脾胃虚弱，通常食欲缺乏、身体瘦弱。这种情况，可以经常给孩子补脾经。

食指 · 肝经

[取穴] 孩子食指掌面指根至指尖成一直线，是肝经的位置。

[操作] 用拇指指腹从孩子食指根向指尖方向直推肝经 100 次为清肝经。

[功效] 很多孩子体内肝火旺，容易出现发热、眼干等症状；肝又主怒，肝火旺的孩子通常脾气大，容易哭闹。这种情况，可以给孩子清肝经。

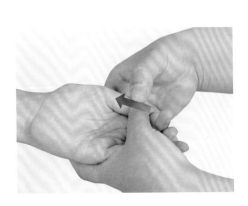

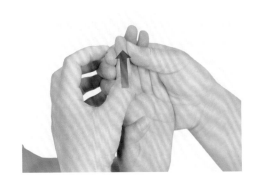

中指·心经

[取穴] 孩子中指掌面指根到指尖成一直线，是心经的位置。

[操作] 用拇指指腹从孩子中指根向指尖方向直推心经 100 次为清心经。

[功效] 如果孩子总是一惊一乍，睡眠不安，属于心阴虚或心血虚；孩子无缘无故地流眼泪，属心热。可以给孩子清心经。

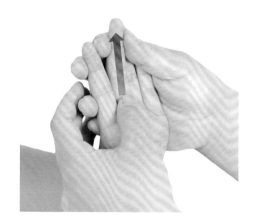

无名指·肺经

[取穴] 孩子无名指掌面指尖到指根成一直线，是肺经的位置。

[操作] 补肺经：用拇指指腹从孩子无名指指尖向指根方向直推肺经 100 次；清肺经：用拇指指腹从孩子无名指指根向指尖方向直推肺经 100 次。

[功效] 孩子体质差，经常感冒，这是肺气不足的表现，可以给孩子补肺经。孩子感冒后嗓音嘶哑，表明肺内有痰，应清肺经。

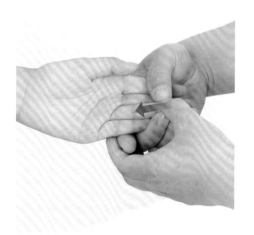

小指·肾经

[取穴] 孩子小指掌面指尖到指根成一直线，是肾经的位置。

[操作] 用拇指指腹从孩子小指尖向指根方向直推肾经 100 次为补肾经。

[功效] 中医认为，肾为先天之本，肾气虚弱的孩子往往会出现尿频、遗尿等问题。这种情况，给孩子补肾经就能固护肾气。

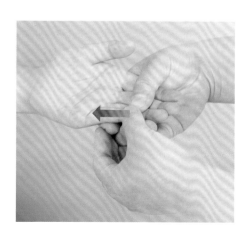

独创四大足部特效穴，解决孩子常见问题

止咳穴：治各种咳嗽有奇效

感冒是儿科发病率最高的疾病，咳嗽通常是持续时间比较长的症状。临床上时常听家长们抱怨，孩子咳嗽了好长时间都不见好。有些孩子，可能一开始生病是因为感冒，时间长了，最初头痛、发热、流鼻涕的症状消失了，就剩下咳嗽，久治不愈。这怎么办呢？孩子的足部有一个特色止咳穴，推一推就有效。

孙德仁医案

经久不愈的咳嗽，推揉止咳穴治好了

有一个7岁的小男孩，因为咳嗽久治不愈，妈妈带孩子来找我调理。孩子起初只是有点感冒，其他症状好了，就剩下咳嗽总也不好，表现症状是嗓子痒、口干、咳嗽，小便黄。我给孩子切脉做了诊断，原来是肺阴不足引起的。因为孩子平时喝水少，就容易上火，肺脏得不到滋润，就会受损伤，从而导致老咳嗽。我给孩子在止咳穴上推揉3分钟，并告诉孩子妈妈每天早、中、晚坚持推揉止咳穴，连续推拿两天，咳嗽症状减轻；继续推拿三天，症状便消失了。

[主治] 小儿咳嗽。

[取穴] 位于足背，足大趾跖骨外侧，行间穴（在足背，第一、第二趾间，趾蹼缘后方赤白肉际处）与太冲穴（足背侧，第一、二跖骨结合部之前凹陷处）成一带状区。

[手法] 用拇指指腹推揉孩子止咳穴2~3分钟。

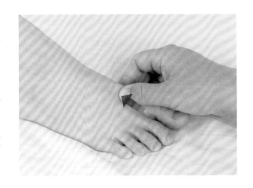

消食穴：调理积食效果好

因为小儿脾常不足，所以临床上积食导致生病的孩子很多，孩子的许多病看似种类各异，但深究都与积食有关，比如咳嗽、发热、咽炎、肺炎、便秘、腹泻等，都可能是积食引起的。调理孩子积食，有一个特效穴——消食穴。

消食穴，宝宝积食的"克星"

一位母亲带着一个5岁的男孩来找我，说孩子胃口不好，稍微吃多一点就肚子胀得难受。我观察一下男孩，只见他形体消瘦，个头明显比同龄孩子低。我判断孩子是由于脾胃不好，长期积食。

我教给孩子的妈妈一个方法，用拇指推按足部的消食穴，每天推拿3次，每次推2～3分钟。这样，坚持了将近半年时间，孩子胃口好了，也不念叨肚子胀了。

[主治]　小儿食欲缺乏、积食。

[取穴]　位于足内侧缘，第1跖骨（跖骨为足前部长骨，共5块，由内侧向外侧依次为第1～5跖骨）与内侧楔骨间（足骨中的一块短骨），太白穴（足内侧缘，当第一跖骨小头后下方凹陷处）与公孙穴（足内侧缘，当第一跖骨基底部的前下方）成一带状区。

[手法]　用拇指指腹推按消食穴1分钟。

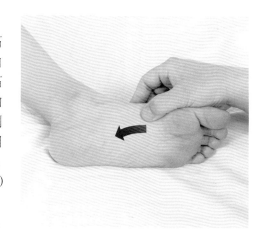

止泻穴：专治小儿腹泻

中医认为，"脾宜升则健，胃宜降则和"，只有二者的功能协调才能保证我们所吃的东西能够被正常消化、吸收和排泄。脾胃功能升降失常，孩子就会拉肚子。调理孩子拉肚子，按揉止泻穴就有良好的效果。

孙德仁医案

止泻穴，治好了孩子的伤食腹泻

有一个4岁的男孩，上午11时吃了几块猪肉，下午3时许开始腹泻。泻前腹痛，泻后痛减，大便质稀如水，色黄有沫，气味酸臭，至就诊时已排便4次。这是典型的伤食腹泻，调理宜消食导滞。

我用拇指按揉孩子止泻穴2分钟，只听见孩子的肚子咕噜噜作响，2小时内没有腹泻。我让家长回去坚持给孩子按揉止泻穴，每天按3次。这样坚持了5天，孩子的腹泻症状得到明显改善。

[主治] 小儿腹泻。

[取穴] 于足外踝尖向下作垂直线与赤白肉际相交处。

[手法] 用拇指指腹按揉止泻穴1分钟。

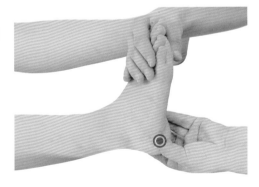

镇惊穴：调理小儿受惊夜啼

大人有喜、怒、忧、思、悲、恐、惊等情绪，孩子同样一种也不少，孩子缺少的只是对七情的承受能力。中医认为惊恐伤肾，有的孩子受到惊吓就会夜啼，是典型的情绪对孩子身体的影响。

镇惊穴，安抚受惊吓的孩子

有个4岁女孩的爸爸对我说，他脾气不好，有一次孩子犯了点小错误，就厉声呵斥了孩子几句。孩子哭了，后来连续两个夜晚睡不安稳，说梦话，还啼哭。

孩子爸问我，孩子是不是生病了？我说，是被您发脾气吓到了。我教孩子爸爸找到孩子足部的镇惊穴，并用拇指端旋推1分钟。按照这种方法，每天早晚各坚持推拿1遍，过了2天，孩子不再夜晚啼哭了。

[主治] 小儿惊啼、厌食。
[取穴] 位于足大趾趾腹。
[手法] 用拇指指腹按顺时针方向回旋推动镇惊穴1分钟。

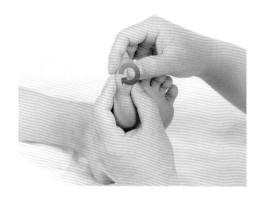

手法有特色，孩子接受程度高

四大手法特色，让孩子在轻松愉快中接受推拿

给孩子做推拿，不少家长有这样的顾虑：孩子不接受，产生抗拒心理怎么办？孙德仁小儿推拿充分吸取了整体推拿手法的精华，从小儿的生理、病理出发，形成了具有自身特色的、符合小儿体质、状态，易于被小儿接受的操作方法。其特点为：轻、快、柔、实。强调给孩子做推拿，不能使孩子因为疼痛而啼哭、抗拒，要让孩子在轻松愉快的氛围中接受推拿护理。

轻快

"轻"指手法的力度轻，"快"指手法的频率快。小儿身体娇小柔弱，不耐重力，所以在推拿手法的力度上只能轻，不能重。轻手法固然刺激弱，但频率快，连续不断地作用于经穴，量的积累最终产生质变，同样能够达到调理目的，而且更加安全和适合小儿体质。小儿推拿强调手法轻而不浮，频率一般为160～200次/分。

柔和

"柔和"指手法动作温柔，力量缓和，变换自如。使手法"轻而不浮，重而不滞"，使"刚中有柔，柔中有刚"，实现"刚柔相济"。柔和与力度较轻有关，但柔和却不等于轻手法。柔和是一种状态，更是一种境界。这种境界和状态寓于各种手法之中，只有在相当熟练地掌握了某种手法和长期运用某种手法后才会在不自觉间从手的操作过程中流露出来。

着实

"着"有吸附的含义，"实"即实在的意思。着实是"轻而不浮"的落脚点。只有着实了，疗效才有保证。着实需要对小儿的体位和对小儿的推拿部位加以固定，才容易满足手法如磁铁一般吸附于作用点。

平稳

在轻、快、柔、实的基础上，还要注意手法的力度、频率和幅度等均波动在一定范围。具体指操作某种手法时，其运动轨迹相对恒定，没有太大波动，切忌力度忽轻忽重，频率忽快忽慢，幅度时大时小。

七种单式手法，轻巧有效、孩子不抗拒

运法　**来回转圈圈**

[操作]　用拇指或食指、中指的指端按在穴位上，由此往彼做弧形或环形推动。

[应用]　常用于孩子身体弧形和圆形部位的操作，如运手掌的内八卦、运内劳宫等。

[要领]　用指腹在体表穴位上做旋转摩擦移动，带动皮下组织，皮动肉也动。指腹一定要贴紧施术部位，宜轻不宜重，宜缓不宜急。

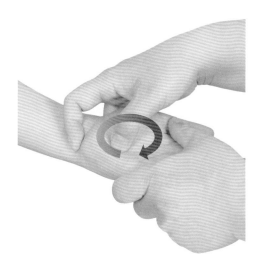

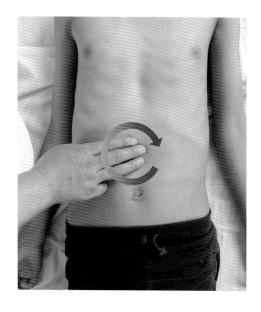

摩法　**轻轻地环形运动**

[操作]　用手掌掌面或食、中、无名指三指指腹附着于孩子身体的穴位或部位上，做环形的、有节律的摩旋。

[应用]　指摩法常用于点状穴位，如摩百会、摩中脘；掌摩法多用于腹部。指摩法宜稍轻快，掌摩法宜稍重缓。

[要领]　紧贴皮肤，力度较轻，速度均匀，皮动肉不动；食、中、无名指三指摩时，手指应并拢。

擦法　直线往返，温暖肌肤

[操作]　用指、掌或鱼际紧贴皮肤，稍用力下压并做上下或左右直线往返摩擦，使之产生一定的热量。擦法分为指擦法、掌擦法、大鱼际擦法、小鱼际擦法4种。

[应用]　擦法属于温热刺激，能温经通络，温经散寒。如小鱼际横擦风池、风府可祛风解表散寒；擦命门可温补肾阳止遗；全掌擦关元可温阳止泻。

[要领]　直线往返，不可歪斜；着力部位紧贴皮肤，力度适中，不可擦破皮肤。

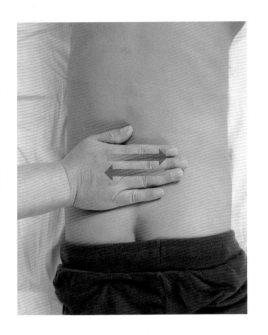

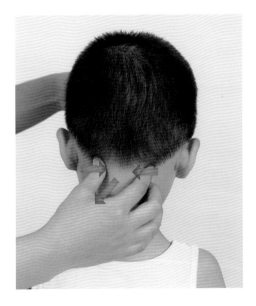

拿法　轻轻一捏，慢慢提起

[操作]　用拇指与食指、中指二指相对捏住某一部位或穴位，逐渐用力内收，并做持续的拿捏动作。

[应用]　放松及消除疲劳的手法。具有疏通经络、活血化瘀的功效，用于肢体疼痛、强直，肩背酸楚等，如拿四肢、拿肩井。

[要领]　捏而提起谓之拿，操作时，肩臂要放松，腕掌要自然蓄力，用拇指指腹着力。

推法 **来回推动**

在小儿推拿中，根据操作路径的不同，将推法分为四大类：直推法、分推法、合推法、旋推法。

直推法

[操作]　以拇指桡侧或指腹，或食、中二指指腹在穴位上做直线推动。

[应用]　主要用于线性穴位。如用于头面部的开天门、推坎宫；用于上肢部的推三关、清天河水、退六腑；用于手指部的清补脾经；用于下肢的推箕门。

[要领]　直推和分推时必须要始终如一，呈直线单行方向。

分推法

[操作]　用两手拇指指腹或桡侧，或食、中二指指腹，自穴位向两旁做分向推动，或做"八"字形推动。

[应用]　分推法多用于起式，能分别阴阳，分理气血，激活经络与穴位。如分推手阴阳。

[要领]　推动穴位时，动作需有节律性，用力均匀柔和。

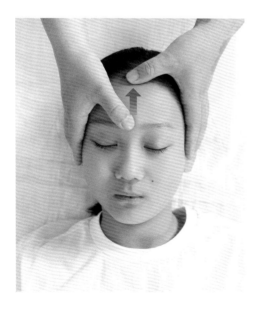

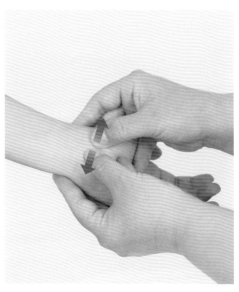

合推法

[操作] 用两手拇指指腹自穴位两旁向
穴中推动合拢，此法动作方向
与分推法相反。

[应用] 合推法多用于收功，如合推手
阴阳。

[要领] 推动穴位时，两拇指用力要轻
柔均匀，推动速度可由慢及快。

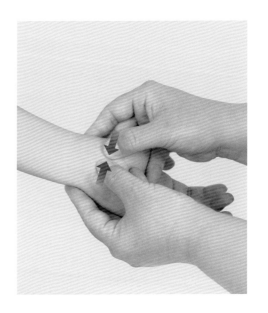

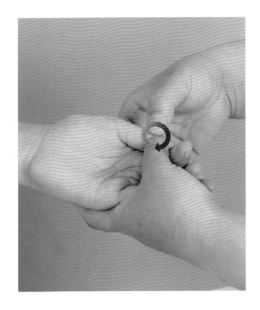

旋推法

[操作] 以拇指指腹在穴位上做顺时针
方向回旋推动。

[应用] 该法多用于五指指腹螺纹面，
作用于五经穴，如旋推脾经、
肺经、肾经。

[要领] 该法与指摩法相似，但指摩法
力度轻，不带动皮下组织，即
"皮动肉不动"，而旋推力度
重，"皮动肉也动"。

揉法

幅度由小到大，力量由轻渐重

[操作] 用拇指两手指端或大鱼际或掌根，在某个部位或者穴位上沿顺时针或者逆时针方向做回旋揉动。

[应用] 拇指或中指揉太阳穴，能镇静安神；掌揉法多用于腹部，是调理小儿腹痛、腹胀、食积、便秘等的重要方法；鱼际揉在面部运用较多。

[要领] 操作时，压力要均匀着实，动作宜轻柔而有节律性。

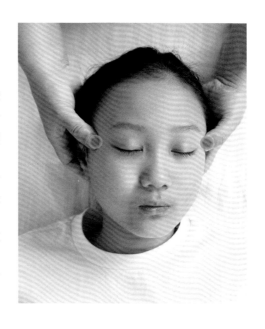

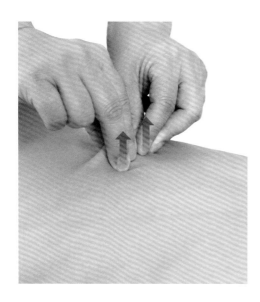

捏法　常用于捏脊

[操作] 用两手拇指桡侧缘顶住皮肤，食、中二指前按，与拇指相对用力同时提拿皮肤，双手交替捻动向前。

[应用] 本法长于化积、化痰、行水，尤长于治疗疳积，临床又有"捏积"之称。

[要领] 操作时两手交替进行，不可间断，不要带有拧转，捻动须直线进行，不可歪斜。

十大特色手法，让孩子爱上推拿

黄蜂入洞　**缓解鼻塞**

[**主治**]　外感风寒、鼻塞不通、发热无汗、流涕等。

[**部位**]　两鼻孔略内侧。

[**手法**]　左手扶孩子头部，右手食、中二指指腹在孩子两鼻孔略内侧做上下揉动，揉20 ~ 50次。

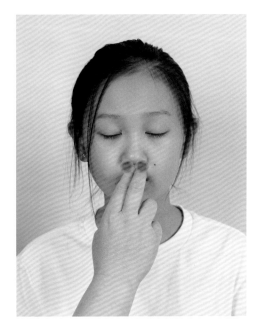

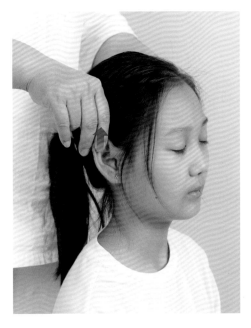

猿猴摘果　**化痰止咳**

[**主治**]　食积、夜寐不安。

[**部位**]　两耳尖及两耳垂。

[**手法**]　用两手食指和中指二指夹持孩子两耳尖向上提拉20 ~ 30次，然后再夹持两耳垂向下牵拉20 ~ 30次。

水底捞明月　**快速退热**

[主治]　发热。

[部位]　小指掌面指根至手心处。

[手法]　掌心向上，拇指指端蘸水，由孩子小指指根经掌小横纹（掌面小指根下，尺侧掌横纹头）、小天心（手掌大小鱼际交界处凹陷中）推运至内劳宫（位于掌心，屈指时中指、无名指指尖之间的点），边推运边吹凉气，30～50次。

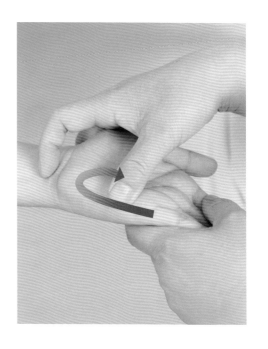

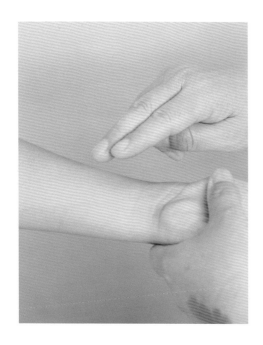

打马过天河　**退热效果佳**

[主治]　恶寒发热、高热、神昏、麻木等。

[部位]　自孩子掌心向上至洪池（肘关节内侧，肘横纹中点）处。

[手法]　运内劳宫30～50次后，用右手食、中二指指腹蘸凉水，自孩子总筋（腕部掌侧横纹上正对中指处）起弹打至洪池（肘横纹中点），边弹打边吹凉气，称打马过天河，又称打马过河，操作10～20遍。

飞经走气　**让孩子肺气通畅**

[主治]　咳嗽痰多。

[部位]　自曲池（手肘弯曲有横纹的凹陷处）至手指末端。

[手法]　用左手握住孩子手指，右手食、中、无名三指从曲池弹击至总筋，反复9遍；再以左手拇、食二指拿住孩子阴池、阳池，右手屈伸摆动孩子手指15～20次。

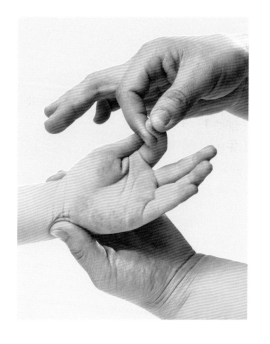

苍龙摆尾　**排便通畅**

[主治]　小儿便秘。

[部位]　手及肘部。

[手法]　左手托孩子肘处，右手拿住孩子除拇指外的四指，双手配合，左右摆动，如龙摆尾之状，操作20～30次。

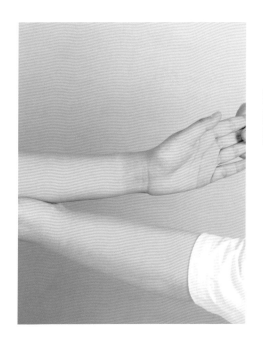

二龙戏珠 **让孩子远离惊风**

[**主治**] 惊风、夜卧不安。
[**部位**] 手臂。
[**手法**] 家长左手持孩子手臂，使其前臂伸直，以右手拇、食二指自孩子总筋（腕横纹中点）起，相互交替向上点按至曲池（手肘弯曲有横纹的凹陷处），并用拇指按揉曲池，此为一次，共操作 20 ~ 30 次。

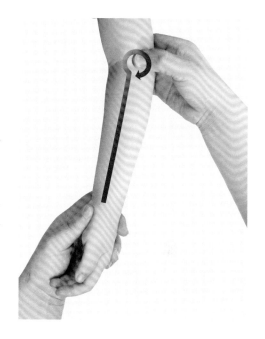

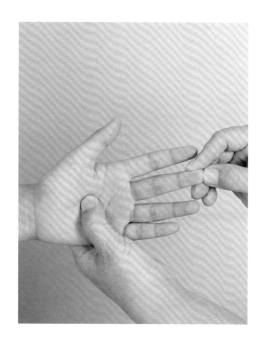

单凤展翅 **告别夜啼**

[**主治**] 发热、夜啼。
[**部位**] 手掌及中指。
[**手法**] 用左手拇、食二指按捏孩子内、外劳宫处，右手先用拇指指甲掐中指指端，然后摇动中指，操作 10 ~ 20 次。

运土入水　缓解尿频

[**主治**] 小便赤涩、频数，腹部胀痛，大便秘结。

[**部位**] 掌面，拇指沿手掌边缘至小指。

[**手法**] 左手拿住孩子四指，掌心向上，右手拇指桡侧缘从孩子拇指指根推运起，经过小天心（手掌大小鱼际交界处凹陷中）、掌小横纹（掌面小指根下，尺侧掌横纹头）到小指指根处，单向运动 100～200 次。

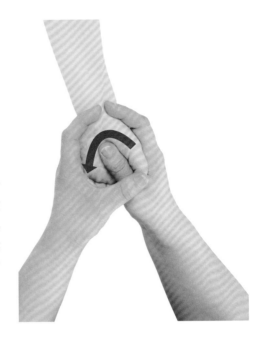

运水入土　拥有好胃口

[**主治**] 消化不良、大便秘结。

[**部位**] 小指指根沿手掌边缘至拇指指根。

[**手法**] 左手拿住孩子四指，令其掌心向上，右手拇指指端由孩子小指指根推运起，经过掌小横纹、小天心到拇指指根处，单向运动 100～200 次。

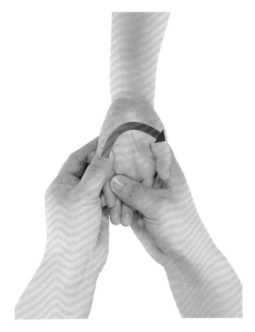

妙用特效穴，
解决宝宝感冒、积食、
发热、肚子疼

冬春季节，轻推肺经防感冒

感冒

一到冬春季，来找我给孩子治感冒的父母真是络绎不绝。因为冬春季节，气候变化明显，忽冷忽热，孩子的抵抗力弱，当然就容易感冒。

表现症状

冬春季节的小儿感冒通常由受寒、受热或病毒感染上呼吸道引起。常表现出发热、鼻塞、流涕、咳嗽、头痛、咽痛、浑身不适等症状。

孙德仁医案

补肺经300次，防治冬春季节感冒

有一个4岁的小女孩，从小就经常感冒，每到冬春季节就会被感冒盯上，伴随而来的是打喷嚏、流鼻涕、咳嗽。为此，家长十分苦恼。带着孩子到医院打针输液，但始终效果不好。

偶得缘分，女孩的爸爸知道了给孩子做推拿也能治感冒，便来找我调理。我观察了一下孩子，面色苍白，看起来很疲惫，没有精神，这明显是因肺气虚弱导致的抵抗力不足，一有风吹草动，就会被感冒盯上。我给孩子补肺经300次，并教孩子的爸妈回家后每天早中晚各给孩子补肺经300次。这样做调理，两天过后，孩子的感冒症状就消失了。

补肺经 补肺气，防感冒

[取穴] 孩子无名指掌面指尖到指根成一直线。

[操作] 家长用拇指指腹从孩子无名指指尖向指根方向直推肺经300次。

[功效] 补益肺气，增强免疫力，预防感冒。

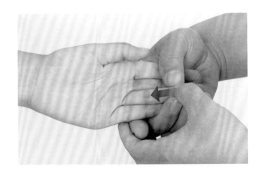

感冒流清鼻涕，疏风散寒效果好

扫一扫，看视频

用推拿的方法调理孩子感冒，首先要分清风寒感冒和风热感冒两大类型。根据症状的不同，我们再给孩子对症做推拿调理。

表现症状

风寒感冒有一个很大的特点，就是孩子怕冷、发热，而且无汗，四肢关节酸痛，鼻塞，流清涕，咳痰清稀，舌淡。

孙德仁医案

开天门、分推坎宫、运太阳、揉耳后高骨，疏风散寒治感冒

有一个3岁的小女孩患了风寒感冒，流清鼻涕，咳吐清痰，来找我推拿调理。我首先给她用开天门、分推坎宫、运太阳、揉耳后高骨四大手法调理。这四种手法是疏风散寒的基本手法。小女孩还伴随有鼻塞流清涕的症状，我又给她加揉迎香穴、拿风池穴。这两种手法可以通鼻窍、补阳气。

这样一共调理了3天，每天推拿1次，症状就消失了。

疏风散寒四大手法

开天门

[取穴] 眉心到前发际成一条直线。
[操作] 用双手固定住孩子头部，然后用拇指自下而上交替直推3分钟，这叫开天门。
[功效] 祛风散邪，提神醒脑。主治孩子外感发热、头痛。

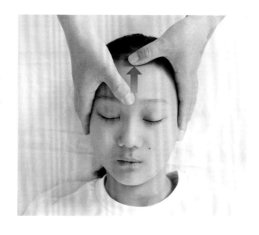

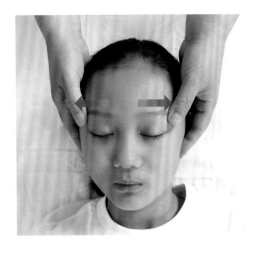

分推坎宫

[取穴] 从眉头沿眉毛全眉梢的一条横线，左右对称。

[操作] 用两手拇指指腹自孩子眉头向眉梢分推坎宫1分钟，叫推坎宫，也叫分阴阳。

[功效] 发汗解表，开窍醒神，明目。主治孩子感冒、头痛、发热。

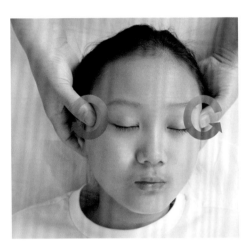

运太阳

[取穴] 眉梢和外眼角连线中点后方的凹陷处。

[操作] 用两手拇指指腹向耳方向运孩子太阳穴2分钟。

[功效] 主治孩子感冒、头痛等。

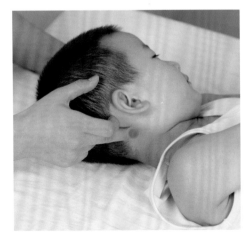

揉耳后高骨

[取穴] 耳郭后方中下部突起的骨性标志为乳突，即"高骨"，其下约1寸许，凹陷中。

[操作] 用两手托住孩子头部，再以中指指腹揉耳后高骨3分钟。

[功效] 镇惊安神，祛风解表。主治孩子感冒、发热、头痛。

鼻塞流涕、无汗，加揉迎香、风池穴

揉迎香

[取穴]　鼻翼外缘，鼻唇沟中。
[操作]　用两手食指指腹分按两侧迎香
　　　　　穴，揉 30 次。
[功效]　可以宣通鼻窍。

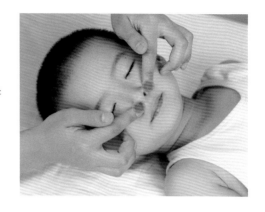

拿风池

[取穴]　后发际（颈项上部）上约 1
　　　　　寸，枕骨下两侧凹陷处。
[操作]　用拇指和食指相对用力拿捏两
　　　　　侧风池穴 3 分钟。
[功效]　可以温补阳气，促使孩子发
　　　　　汗，汗一出，症状就会减轻。

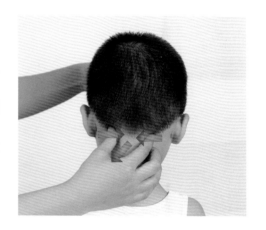

风寒感冒，伴随发热，加清天河水

　　如果孩子得了风寒感冒，伴随有发热怎么办？我们就要加上清天河水，因为风寒发热是表热，表热用清天河水的方法去除效果最好。

清天河水

[取穴]　前臂掌侧正中，自腕横纹至肘
　　　　　横纹成一直线。
[操作]　用食指和中指指腹自腕向肘推
　　　　　300 次，叫清天河水。
[功效]　祛除风寒表热，改善感冒症状。

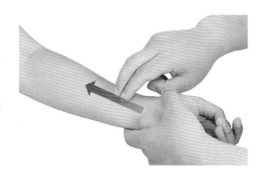

感冒流黄鼻涕，清肺泻热是关键

扫一扫，看视频

宝宝风热感冒多发生于春季、初夏和初秋，昰感受风热邪气引起的常见病。推拿调理风热感冒的关键在于清肺泻热。

表现症状

风热感冒有一个很大的特点，就是孩子发热但不怕冷，微微有汗，并伴有头痛、鼻塞、流黄鼻涕等。通过做推拿，可以清理宝宝体内肺热，调理感冒。

孙德仁医案

清天河水、清肺经、揉肺俞，治好了 4 岁小女孩风热感冒

有一个 4 岁的小女孩，咳嗽伴有发热 38℃，已经持续 2 天了。女孩的妈妈对我说，孩子咳黄痰、痰黏稠，咽喉红肿，口干爱喝水。我观察孩子舌边尖红，舌苔微黄，属风热感冒。我用清天河水 300 次、清肺经 100 次，清孩子体内多余的热。因为孩子还伴有咳嗽，再给孩子揉肺俞 1 分钟，可以清热止咳化痰。每天早晚各推拿 1 遍，经过 3 天的调理，孩子就好了。

清肺经

[取穴] 无名指掌面指尖到指根成一直线。

[操作] 家长用拇指指腹从孩子无名指指根向指尖方向直推肺经100 次。

[功效] 清肺热，顺气止咳。

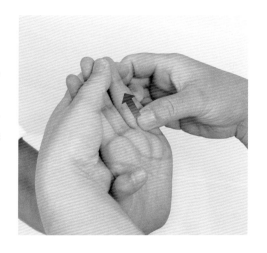

揉小天心

[取穴]　手掌大小鱼际相接处凹陷中。

[操作]　用中指指端揉小天心 100 次。

[功效]　清热。

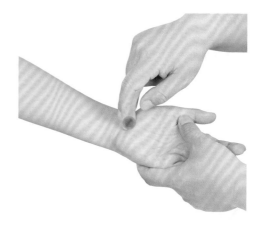

退六腑

[取穴]　前臂尺侧（小指侧），腕横纹
　　　　至肘横纹成一直线。

[操作]　用拇指指腹或食指和中指指
　　　　腹沿着孩子的前臂尺侧，从
　　　　肘横纹处推向腕横纹处，操
　　　　作 50 次。

[功效]　清热、凉血、止咳。

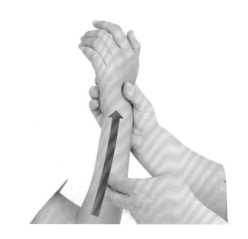

运太阳

[取穴]　眉梢和外眼角连线中点后的凹
　　　　陷处。

[操作]　用两手拇指指端向耳方向运孩
　　　　子两侧太阳穴 2 分钟。

[功效]　主治孩子感冒、头痛等。

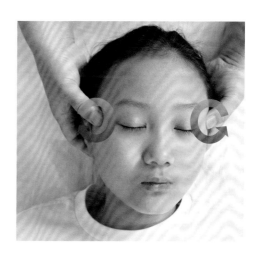

孩子发热加揉大椎、清天河水

孩子感冒伴有发热，就要通过推拿清热，这时候可以加揉大椎、清天河水，有退热的效果。

揉大椎

[取穴]　后背正中线上，位于第7颈椎与第1胸椎棘突（低头，颈后隆起最高点下方凹陷中）之间。

[操作]　用拇指或其余四指揉大椎100次。

[功效]　清热解表。主治孩子外感发热。

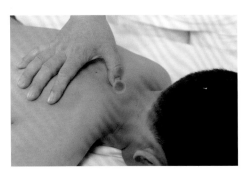

清天河水

[取穴]　前臂掌侧正中，总筋至曲泽（腕横纹至肘横纹）成一直线。

[操作]　用食指和中指指腹自腕向肘推100次。

[功效]　清热解表，泻火除烦。主治孩子外感发热、内热。

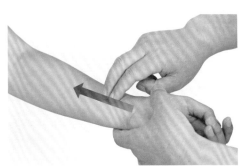

孩子咳嗽加揉肺俞

孩子风热感冒伴有咳嗽，就要宣肺止咳，可以加揉肺俞。

按揉肺俞

[取穴]　背部，第3胸椎棘突下（与肩胛冈内侧端平齐），旁开1.5寸（约2指宽），左右各一穴。

[操作]　用拇指端按揉孩子双侧肺俞穴100次。

[功效]　止咳化痰。

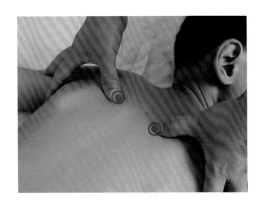

感冒后吃饭不香，三个穴位就调好

有的孩子感冒时，伴有不想吃饭或吃饭不香的症状。这种情况称为感冒夹食积，就是感冒以后出现积食的表现，不仅要调理感冒，还要提高孩子的消化功能。

表现症状

既有感冒症状，也有积食表现，如不思饮食、口臭、大便酸臭、舌苔黄腻等。

揉板门

[取穴] 手掌大鱼际中央最高点。
[操作] 用拇指指端揉板门 100 次。
[功效] 健脾和胃，消食化积。

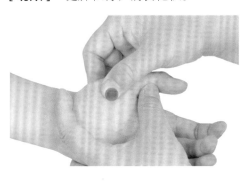

顺运内八卦

[取穴] 手掌面，以掌心为圆心，从圆心到中指指根横纹的 2/3 为半径所做的圆。
[操作] 用拇指指端沿出虎口方向运内八卦 50 次。
[功效] 健脾，祛痰。

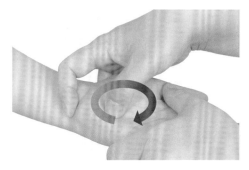

推揉消食穴

[取穴] 位于足内侧缘，第 1 跖骨（跖骨为足前部长骨，共 5 块，由内侧向外侧依次为第 1~5 跖骨）与内侧楔骨（足骨中的一块短骨）间，太白穴（足内侧缘，当第一跖骨小头后下方凹陷处）与公孙穴（足内侧缘，当第一跖骨基底部的前下方）成一带状区。
[操作] 用拇指推揉消食穴 50 次。
[功效] 健脾消食，调理宝宝积食。

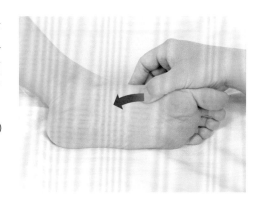

感冒痰多，要健脾化痰

风热感冒一般痰比较多，而且黏稠，于是父母经常会遇到一个很头疼的问题：孩子痰多咳不出。这时候学会一些简单易行的推拿方法，就会得到很好的效果。

表现症状

孩子喉咙中有呼噜呼噜的痰声，而且痰很黏稠咳不出来。

感冒痰多，按揉天突、膻中、肺俞、丰隆效果佳

一位老太太带着孙子来找我，说孩子感冒后一直咳嗽，听着嗓子有呼噜呼噜的痰声，有时候能吐出痰来，是黄色很黏的那种，但更多时候吐不出来。最痛苦的是，孩子夜里经常会咳醒。有几次孩子咳得很厉害，甚至咳吐了，让全家人都揪心。

奶奶正说着，孩子又不断地咳嗽起来，我问清楚情况，就开始给孩子做推拿，揉天突30次，揉膻中50次，揉肺俞100次，揉丰隆50次，推完孩子的咳嗽就止住了。我把方法告诉孩子的奶奶，让老人回去坚持给孩子做推拿。坚持推拿三天，每天早晚各推拿一遍，痰多的症状就得到明显改善了。

按揉天突

[取穴] 颈下，前正中线，胸骨上窝中央。

[操作] 用中指指端按揉天突30次。

[功效] 利咽宣肺，止咳化痰。

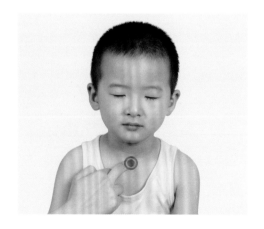

按揉膻中

[取穴] 两乳头连线的中点。

[操作] 用拇指、或食指、或中指指腹在膻中部位按揉 50 次。

[功效] 理气和中，化痰止逆。

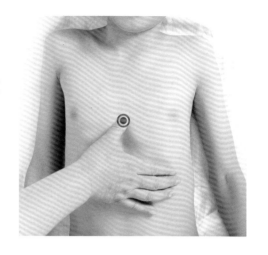

按揉肺俞

[取穴] 背部，第 3 胸椎棘突下，旁开1.5 寸，左右各一穴。

[操作] 用拇指指端按揉孩子双侧肺俞穴 100 次。

[功效] 止咳化痰。

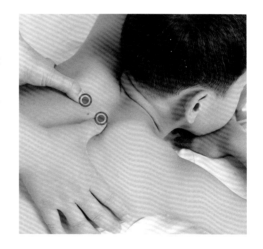

按揉丰隆

[取穴] 屈膝时外膝眼与外踝尖连线中点，距胫骨前缘外侧 1.5 寸处。

[操作] 用拇指指端按揉孩子丰隆穴50 次。

[功效] 健脾和胃，化痰除湿。

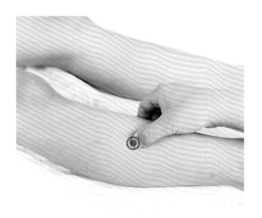

夏季得了暑湿感冒，祛湿热好得快

许多家长认为，感冒多是孩子受寒引起的。实际上，中医认为，自然界的风、寒、暑、湿、燥、火这六种不正常的气候因素，即"邪气"，任何一种都可能引发感冒。所以，孩子在生活中会患上暑湿导致的感冒，这种感冒夏季较为多见，又称胃肠型感冒。夏天气温高，因为要散热，孩子皮肤上的毛孔处于开泄状态，这时候如果进入温度过低的房间、直接喝刚从冰箱里拿出来的冷饮等都会使皮肤毛孔闭合，湿气附着在身体上就容易出现发热、头痛、腹泻、全身乏力等症状。

表现症状

中医认为，暑气聚在上焦会使人心烦、头晕、头痛；聚在中焦（脾胃）则会感觉胸闷、腹胀，或呕或吐；聚在下焦则会引发腹泻。

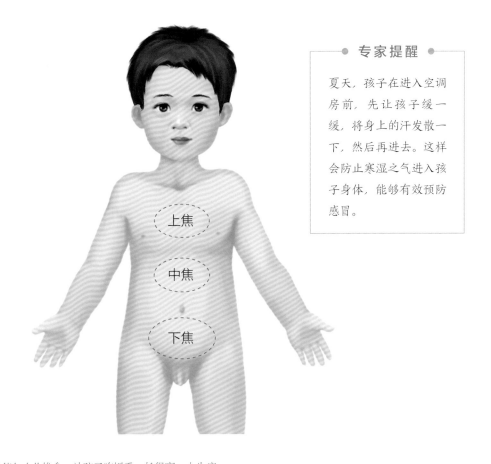

● 专家提醒 ●

夏天，孩子在进入空调房前，先让孩子缓一缓，将身上的汗发散一下，然后再进去。这样会防止寒湿之气进入孩子身体，能够有效预防感冒。

清脾经

[取穴] 拇指桡侧缘指尖到指根成一直线。

[操作] 用拇指指腹从孩子拇指根向指尖方向直推脾经100次。

[功效] 清热利湿，化痰止咳。

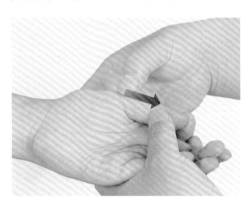

按揉膻中

[取穴] 两乳头连线的中点。

[操作] 用拇指指腹在孩子膻中部位按揉100次。

[功效] 理气和中，化痰止逆。

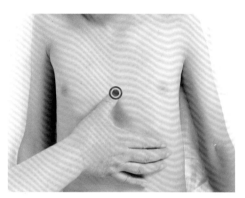

揉天枢

[取穴] 肚脐旁开两寸，左右各一穴。

[操作] 用两拇指指腹揉双侧天枢穴100次。

[功效] 疏调大肠，理气助消化，主治孩子腹胀、腹泻。

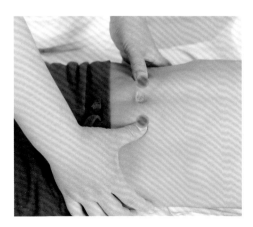

按揉脾俞

[取穴] 背部，第11胸椎（平肩胛下角的椎骨是第7胸椎，由此向下推四个椎骨即第11胸椎）棘突下，旁开1.5寸，左右各一穴。

[操作] 用两拇指指腹按揉双侧脾俞穴30次。

[功效] 健脾和胃，帮助消化。

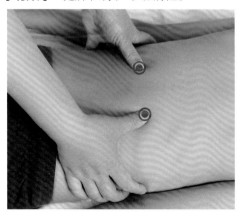

暑湿感冒伴有头痛，加开天门、揉百会、推三关

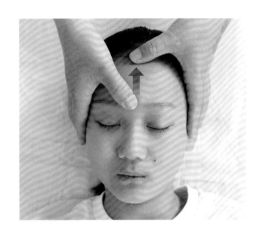

开天门

[取穴] 两眉中间（印堂）至前发际正中的一条直线。

[操作] 两手拇指自下而上交替直推天门30次。

[功效] 祛风散邪，缓解头痛。

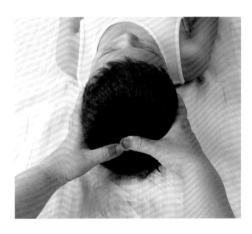

揉百会

[取穴] 头顶正中心，两耳尖连线的中点。

[操作] 用拇指指腹轻揉孩子百会10次。此方法适用于3岁以上儿童。

[功效] 缓解孩子头痛。

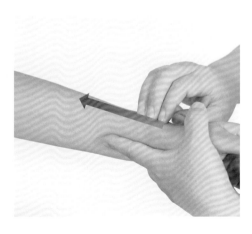

推三关

[取穴] 前臂桡侧（拇指侧），腕横纹至肘横纹成一直线。

[操作] 用拇指桡侧面或用食指、中指、无名指三指从孩子腕推向肘30次。

[功效] 温阳散寒，缓解头痛。

感冒伴高热惊厥，掐急救穴人中和十王

很多家长都担心孩子半夜发烧，三更半夜不方便，如果退热不及时，容易引起惊厥。

一旦遇到这种情况，首先不要着急。中医认为，急则治其标。小儿出现高热惊厥，首先要急救。高热惊厥通常是因为外感风邪，内挟痰滞，热入心包经，以致气乱神昏。家长不要害怕，只要把孩子体内的邪火清掉就可以了。孩子高热惊厥时，小儿推拿可以急救。

表现症状

小儿惊厥也称小儿惊风，以肢体抽搐、两目上视和意识不清为特征。急惊风往往发生在高热39℃以上时，伴随着面红气急、躁动不安，继而出现神志昏迷、两目上视、牙关紧闭、四肢抽搐等。

> ◆ 专家提醒 ◆
>
> 孩子出现了高热惊厥，父母要保持镇静，千万不可摇晃孩子。让孩子静卧在床，用掐人中、掐十王的方法急救。然后尽快送入医院，查明原因，对症调理。送往医院之前，千万不可给孩子乱服药。

掐人中

[取穴]　人中沟的上1/3与下2/3的交界处。

[操作]　用拇指指甲掐孩子人中，掐压20～40次。

[功效]　人中为急救休克要穴，适用于任何原因引起的孩子惊风、昏厥。

掐十王

[取穴]　在两手十指尖，靠近指甲处。

[操作]　用拇指指甲依次掐十指尖，称掐十王。连续掐，每穴3～5次。

[功效]　清热醒脑，开窍。主治孩子惊风、抽搐。

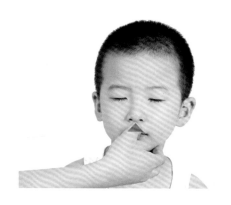

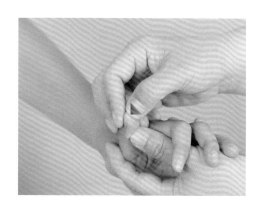

反复感冒，体质弱是病根

扫一扫，看视频

有的孩子自身免疫功能不够强大，容易反复感冒。中医认为，引起反复感冒的一个主要原因是肺气弱，因此，防治感冒的首务在于增强肺功能。

表现症状

一定时间内，感冒频发，通常每年感冒次数大于 8 次。孩子平时无异常表现，有时鼻塞，咽喉不利，易出汗。

孙德仁医案

孩子反复感冒，推拿可健脾养肺

有一位 30 多岁的妈妈带着孩子来找我推拿。她说："我的孩子体质特别差，经常感冒。有时候同样是稍微着点凉，别的孩子没什么事，可他就会感冒流鼻涕，这究竟是怎么回事？"我对这位妈妈说，这与孩子身体里的正气有关。《黄帝内经》中有一句话叫："正气存内，邪不可干。"意思是说如果孩子体内的正气充沛，即使有外邪侵犯，正气也能抵抗，使机体免于生病，就算患病了也能较快地康复。正气足的孩子即使被冷风吹到了，也不会有大问题；而正气不足的孩子就没那么大的抗病能力，很容易就感冒了。所以，正气不足才是孩子爱感冒的关键。

我给孩子点揉内外劳宫 1 分钟，推三关 2 分钟，分推手阴阳 1 分钟，同时捏脊 5 遍，以增强孩子肺卫功能，通过改善小儿体质预防感冒，并将这套推拿方法告诉孩子的妈妈，让她每天早上在孩子起床前给他推拿 1 遍，坚持一个月，孩子的体质增强了，一年之内很少发生感冒。

点揉内外劳宫

[取穴] 内劳宫位于掌心，屈指时中指、无名指指尖之间的点；外劳宫位于手背与内劳宫相对处。

[操作] 一手拇指与食指或中指相对，拿持住外劳宫和内劳宫，同时点揉，揉1分钟。

[功效] 祛寒除热，调理小儿感冒。

推三关

[取穴] 前臂桡侧（拇指侧），腕横纹至肘横纹成一直线。

[操作] 用拇指桡侧面或食指、中指、无名指三指指端从腕推向肘，推2分钟。

[功效] 温阳散寒，发汗解表，调理孩子伤风感冒。

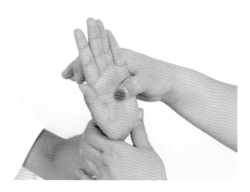

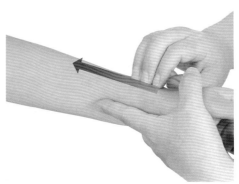

分推手阴阳

[取穴] 仰掌，掌后横纹。近拇指端称阳池，近小指端称阴池。

[操作] 令孩子手掌向上，两拇指自掌后横纹中点（总筋）向两旁分推，称分推横纹，又称分推手阴阳。推1分钟。

[功效] 平衡阴阳，调气血，强体质。

捏脊

[取穴] 后背正中，整个脊柱，从大椎或后发际至尾椎的一条直线。

[操作] 用两手的拇指与食指、中指二指自下而上提捏孩子脊旁1.5寸处，叫捏脊。捏脊通常捏3～5遍，每捏三下将背脊皮肤提一下，称为捏三提一法。

[功效] 健脾和胃，强身健体。

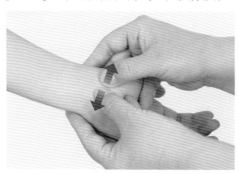

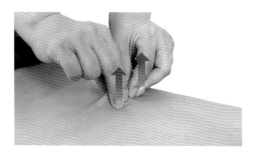

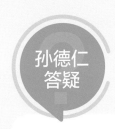

爸妈最关心的育儿问题

Q1

冬春之交，身体抵抗力差的孩子怎样预防流感？

A 每晚睡前，孩子躺在床上，家长隔着衣服在其背部轻轻搓热，能起到预防感冒的作用。如果孩子出现轻度的鼻塞，可将孩子的耳朵稍微搓红，对调治鼻塞很有益处。

Q2

孩子得了风寒感冒，一天中哪个时间做推拿调理效果好？

A 调理孩子风寒感冒，最好在阳气偏盛的时候推拿。一般在上午 10 ～ 11 点比较好。因为风寒需要靠阳气来温煦，这个时间段的阳气是较充沛的。阳气温暖身体，宝宝一发汗，病就好得快。

Q3

通过推拿调理风寒感冒，孩子身体恢复阶段，家长需要怎样养护孩子？

A 推拿完之后，家长的养护也很关键。在孩子身体恢复阶段，不要带孩子到公共场合，避免再次受凉，重复感染。忌寒凉的食物，比如冷饮、西瓜等，不能食用；肥甘厚腻的食物、容易引起积食的食物也不要食用。这个千万要注意。孩子生病，三分治七分养，养不好的话容易使病情反复。

4

孩子感冒起初流清鼻涕，逐渐转黄鼻涕，有人说是有炎症了，有人说是快好了，哪种说法对？

A 这是由风寒感冒转为风热感冒的常见症状。孩子患了风寒感冒会流清鼻涕、咳白痰。如果未及时调理，风寒化火，就会转为风热感冒，表现为咳黄痰、流黄鼻涕。这种情况下做调理，目的主要在于驱散内热，可以用金银花和薄荷煮茶给孩子饮用。

5

孩子爱感冒，是不是可以补充维生素C？

A 孩子感冒可以补充一些维生素C，能缓解孩子感冒。建议适当摄取一些维生素C含量高的水果和蔬菜，像番茄、橘子、菠菜等食物。

6

孩子感冒了，多喝水多排毒，自然就会好吗？

A 感冒了多喝点水，最适用的是风热感冒，但喝水是治不好感冒的。如果宝宝得了风寒感冒，加上湿气很重，就会出现风寒夹湿的症状，如果一个劲儿地补水，就很有可能出现上吐下泻的症状，所以，盲目补水是不科学的。

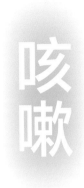

咳嗽

反复咳嗽，
推肺经、揉膻中能止咳

咳嗽是孩子常见的一种症状，一年四季均可发病，冬春季节尤其多见。中医认为，外界气候气温的变化通常是咳嗽的直接诱发因素。经常听到家长抱怨：最怕孩子感冒之后引起咳嗽，有时甚至一咳就是半个月，特别闹心。其实，孩子容易咳嗽，多数是肺功能不强的缘故。因为肺为娇脏，不耐寒热，极易受到外邪侵袭而引发咳嗽。所以，对容易咳嗽的孩子来说，强健肺气才是关键。

表现症状

一碰到天气变化、季节更替就会咳嗽连连。

补肺经

[取穴] 孩子无名指掌面指尖到指根成一直线。

[操作] 家长用拇指指腹从孩子无名指指尖向指根方向直推肺经300次。

[功效] 补益孩子肺气，增强免疫力，化痰止咳。

按揉膻中

[取穴] 两乳头连线的中点。

[操作] 用拇指在孩子膻中部位按揉100次。

[功效] 理气和中，化痰止逆。

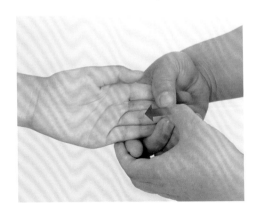

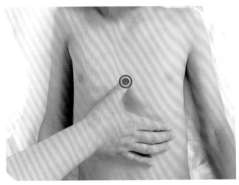

咳嗽痰清稀，四个穴位能解决

中医认为，小儿咳嗽通常包括风寒和风热两种类型，要根据不同的表现来调理。风寒咳嗽多是由于机体感受寒邪引起的，尤其是在天气寒冷和寒热交替的时候，空气湿度大，风寒夹湿，容易入侵体内，引起咳嗽。所以调理这类咳嗽首先要祛寒。

表现症状

风寒咳嗽的患儿痰色清白，伴随有流清鼻涕；有的会感觉身上阵阵发冷，手脚也是冰凉的。针对这种情况，推拿调理应温阳散寒，解表止咳。

孙德仁医案

祛风寒止咳，推拿效果佳

有一个被咳嗽"盯"上的 4 岁男孩。他痰色清白，流清鼻涕，体温 39℃，而且感觉浑身寒冷。我诊断孩子是受风寒侵扰引起的咳嗽，应该通过推拿将他身上的寒气赶出去，我给孩子推三关 2 分钟，拿风池 3 分钟，按揉膻中 100 次，按揉肺俞 100 次，并让孩子的妈妈每天给他推拿这四个穴位两遍，三天后咳嗽症状得以缓解。

推三关

[取穴] 前臂桡侧（拇指侧），腕横纹至肘横纹成一直线。

[操作] 用拇指桡侧面或食指、中指、无名指三指从腕推向肘，推 2 分钟。

[功效] 温阳散寒，发汗解表，调理孩子咳吐白痰。

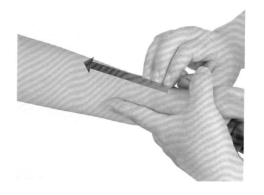

拿风池

[取穴] 后发际（颈项上部）两侧凹陷处。
[操作] 用拇指、食指二指相对用力拿捏孩子风池穴3分钟。
[功效] 祛风散寒，止咳嗽。

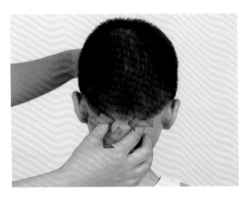

按揉膻中

[取穴] 两乳头连线的中点。
[操作] 用拇指指端在孩子膻中部位按揉100次。
[功效] 理气和中，化痰止逆。

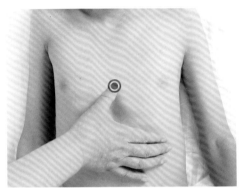

按揉肺俞

[取穴] 背部，第3胸椎棘突下，旁开1.5寸，左右各一穴。
[操作] 用两手拇指指端按揉孩子双侧肺俞穴100次。
[功效] 祛风散寒，止咳化痰。

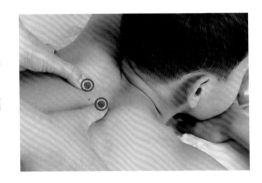

孩子流清鼻涕，加揉迎香穴

揉迎香

[取穴] 鼻翼外缘，鼻唇沟凹陷中。
[操作] 用两手食指指端分按两侧迎香穴，揉30次。
[功效] 宣通鼻窍，止鼻塞流涕。

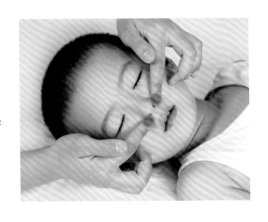

咳黄痰，要宣肺清热

扫一扫，看视频

孩子咳黄痰，是风热咳嗽的主要表现。风热咳嗽是由身体感受风热之邪，肺气不通畅所致。调理以疏风清热、宣肺止咳为主。

表现症状

孩子痰色黄稠，咳痰不畅，发热恶风、出汗，鼻流浊涕，咽痛或痒，小便黄赤，舌苔薄黄。

孙德仁医案

清肺经、清天河水、揉小天心和丰隆，祛风热止咳

有一个 3 岁的小女孩咳痰困难，痰色黄稠，流黄鼻涕，咽喉干痛，身上发热、微微出汗，我判断孩子是风热犯肺引起的咳嗽，调理当以清泻肺热为主。我给女孩清肺经 100 次，清天河水 100 次，揉小天心 100 次，按揉丰隆 50 次。坚持推拿了三天，咳嗽症状得到明显改善。

清肺经

[取穴] 孩子无名指掌面指尖到指根成一直线。

[操作] 家长用拇指指腹从孩子无名指指根向指尖方向直推肺经 100 次。

[功效] 宣肺止咳，顺气化痰。

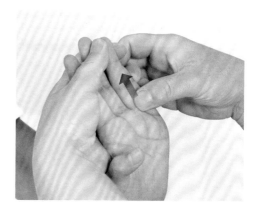

清天河水

[取穴] 前臂掌侧正中，总筋至曲泽（腕横纹至肘横纹）成一直线。

[操作] 用食指和中指二指指腹自腕向肘推100次。

[功效] 清热解表，泻火除烦。对调理孩子风热咳嗽等有效。

揉小天心

[取穴] 手掌大小鱼际交界处凹陷中。

[操作] 用中指指端揉小天心100次。

[功效] 清热安神。

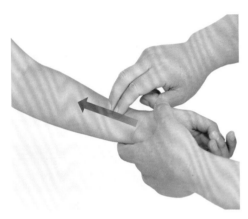

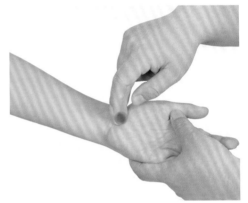

按揉丰隆

[取穴] 屈膝时外膝眼与外踝尖连线中点，距胫骨前缘外侧1.5寸处。

[操作] 用拇指指端按揉孩子丰隆穴50次。

[功效] 健脾和胃，化痰除湿。

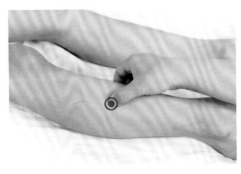

● 专家提醒 ●

孩子患风热咳嗽时，可吃冬瓜汤、炒丝瓜、炒藕片、炒苦瓜，这些食物有助于去火、清内热、止咳；应少吃上火的食物，如羊肉等。

干咳无痰真难受，清火润燥咳自好

有些孩子刚开始有点咳嗽，家长不够重视，没有及时给孩子用药，或者吃的药不对症，让孩子咳嗽拖了好久都没好，最后就拖成了阴虚咳嗽。阴虚咳嗽治疗起来较麻烦，病程往往拖得很长。到了阴虚咳嗽阶段，孩子体内的阴津已经被久咳耗损了不少，这时的咳嗽几乎是没有痰的，舌苔也只有薄薄的一层，甚至无苔。如果孩子干咳无痰、面色潮红，说明只是轻度的阴虚；如果出现了干咳咯血、口干舌燥、声音嘶哑等症状，则是到了重度阴虚的地步。这时候，清火润燥是关键。

表现症状

孩子咳嗽，无痰或少痰。一般晚上咳嗽得较为厉害。

孙德仁医案

孩子干咳无痰，用穴位清火

有位家长带着孩子来找我看病，这孩子一直是干咳的状态，咳嗽短促，痰很少。当时正好是下午，我看孩子脸蛋颧骨的位置一片绯红，嘴唇也都干燥得起皮了。我判断这个孩子应是肺阴不足引起的咳嗽，要通过推拿清掉孩子身上多余的热，我给孩子清天河水 100 次，补肾经 50 次，揉三阴交 100 次，让家长连续给孩子推拿 3 天。三天后，家长打来电话向我道谢，说孩子咳嗽的症状明显减轻了。

清天河水

[取穴]　前臂正中，总筋至曲泽（腕横
　　　　纹至肘横纹）成一直线。
[操作]　用食指、中指二指指腹自腕向
　　　　肘推100次。
[功效]　滋阴清热，缓解干咳无痰。

补肾经

[取穴]　小指掌面指尖到指根成一直线。
[操作]　用拇指指腹从孩子小指尖向指
　　　　根方向直推肾经50次。
[功效]　强身健体，抵御风寒对孩子肺
　　　　部的侵袭。

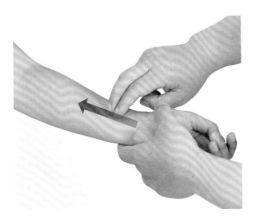

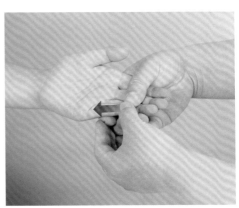

按揉三阴交

[取穴]　内踝尖直上3寸，胫骨后缘处。
[操作]　用拇指指端按揉三阴交穴
　　　　100次。
[功效]　健脾化痰，止咳嗽。

◆ **专家提醒** ◆

推拿手法宜轻快。稍大的
孩子可边推拿边嘱咐其做
吞咽动作，帮助化痰。

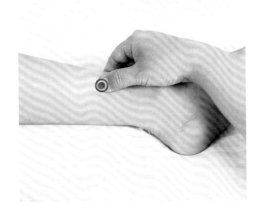

久咳不止不要慌，逆运内八卦、掐揉四横纹

咳嗽的病因有很多种，为什么有的孩子得了咳嗽就好得快，而有的孩子就会反复发作，总是好不了呢？究其原因，很可能是肺热惹的麻烦。孩子是纯阳之体，本就内热重，又偏阴虚，所以"阳常有余，阴常不足"，这就是俗话说的"火大"。长期受到热毒灼烧，肺的宣降和清肃功能就会受损，最直接的反应就是导致咳嗽、发热等。

表现症状

一般持续 4 ~ 6 周，最长可延续 2 个月以上。特征为咳嗽不断，连续十几声或数十声。

逆运内八卦

[取穴] 手掌面，以掌心为圆心，从圆心到中指指根横纹的 2/3 为半径所做的圆。

[操作] 沿入虎口方向逆运内八卦 50 次。

[功效] 平衡阴阳，顺气化痰。

掐揉四横纹

[取穴] 食指、中指、无名指、小指掌侧近端指关节处。

[操作] 用拇指指端从食指至小指逐一掐揉四横纹，每处揉三下掐一下。从食指至小指为 1 次，操作 10 次。

[功效] 清肺热，调理小儿久咳。

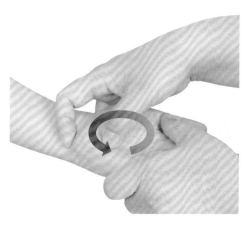

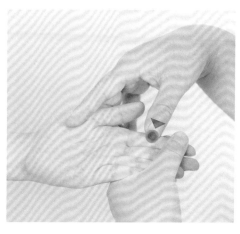

爸妈最关心的育儿问题

Q1

孩子咳嗽但不会吐痰，
怎么办？

A 婴儿还不会吐痰，怎么办？可以给孩子拍背帮助排痰。具体方法是：在孩子剧烈咳嗽时，或是进食后2小时，让孩子横向俯卧在家长的大腿上，家长手掌弓起呈空心掌，手腕使力由下往上、从外到内给孩子拍背。手劲要适度，能感觉到孩子背部有震动即可。

Q2

孩子咳嗽吃药老不好，
3～5月份最容易复发，
怎么办？

A 孩子很可能是正气不足，脾胃虚弱导致外邪侵肺而咳嗽。这需要给孩子补脾。可在平时给孩子喝一些淮山药水。用30克干淮山药熬水，熬半小时后当水喝。经常饮用，可补脾固本，预防咳嗽。

Q3

孩子的脚着凉了会感冒吗？

A 寒从足下生，孩子的脚受了凉，就容易引发感冒、咳嗽。所以要注意给孩子的双足保暖，最好坚持每天晚上睡觉前用40℃左右的温水给孩子洗脚并泡3～5分钟。

孩子咳嗽，需要立即吃止咳药吗？

A 孩子的呼吸系统还没有发育完全，没有办法像成人那样将痰液有效咳出。如果一听到孩子咳嗽就给孩子吃止咳药，使咳嗽被抑制住，痰液就更难排出了，最后的结果是堵塞呼吸道，不但使病情加重，还会导致肺部感染。其实孩子和大人一样，偶尔咳两声没什么事。除非咳嗽过于频繁，或者咳嗽时嗓子里有痰，才需要到医院求助大夫。

孩子久咳不止，除做推拿外，还应该怎么办？

A 孩子久咳不止，推拿只能起到缓解作用，如果试了各种办法还是不管用的话就要及时去医院，看看是不是患了百日咳或其他疾病，要及时接受治疗。

孩子咳嗽快好了，家长是不是就可以放心了？

A 当然不是，这时候家长一定要注意给孩子补脾，只有脾胃功能强壮了，体内才会有充足的正气来抵御外邪。孩子经过几天的折腾，身体已经很虚弱了，食欲往往比较差，有的孩子还会出现大便稀的症状，这是脾胃虚弱导致的。所以，此时给孩子补脾是当务之急。

宝宝常积食，推推小手消食化积

临床上因为积食导致生病的孩子很多。积食是指乳食停聚在胃脘，积而不化，由气滞不行所形成的一种脾胃病。《景岳全书·小儿则》中指出："盖小儿之病，非外感风寒，则内伤饮食。"这充分表明"积食"在小儿疾病中的范围之广。

表现症状

孩子表现为口臭、睡觉磨牙、睡觉流口水，或者孩子突然开始趴着睡觉，常常从床头滚到床尾。孩子通常手足心发热，或者肚子发热，这些都是属于积食的早期表现。如果这个时候进行推拿调理，就不会出现积食引发的感冒、咳嗽、发热、腹泻等疾病。

扫一扫，看视频

孙德仁医案

孩子经常咳嗽、发热，竟是积食惹的祸

一个年仅5岁的小姑娘却是"老病号"：总感冒发热，抗生素、止咳药吃了不少，就是不见改善。我问孩子的妈妈，孩子平时爱吃什么？妈妈说，薯片、巧克力、汉堡。还说，孩子大便时常干燥，嘴里还老有味。孩子两颧红红的，舌苔又厚又腻，手心大冷天还是热的，这是食积的表现。我对孩子的妈妈说，孩子咳嗽是吃零食太多导致的。家长平时让孩子吃了太多过甜、油炸的食物，将孩子的脾胃都吃坏了，略微着凉就会咳嗽。

我给孩子做了推拿调理：清脾经100次，清大肠100次，揉板门50次，顺运内八卦30次。每个穴位每天推拿2次，坚持推拿调理7天。平时嘱咐孩子认真吃正餐，多吃蔬菜，不吃高热量的零食。孩子的积食症状就改善了。

清脾经

[取穴] 拇指桡侧缘指尖到指根成一直线。

[操作] 用拇指指腹从孩子拇指桡侧指根向指尖方向直推脾经100次。

[功效] 健脾和胃，消食化积。

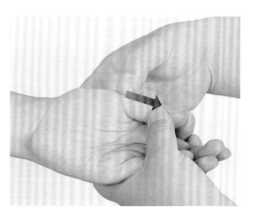

清大肠

[取穴] 食指桡侧缘，从食指端到虎口的一条纵向连线。

[操作] 用拇指指腹从孩子虎口沿食指桡侧缘直推向食指尖100次。

[功效] 清利肠腑，消积食。

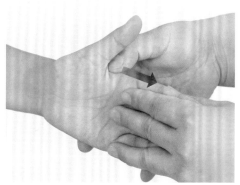

揉板门

[取穴] 手掌大鱼际中间最高点。

[操作] 用拇指指端揉孩子板门穴50次。

[功效] 健脾和胃，消食化滞。

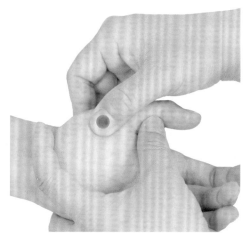

顺运内八卦

[取穴] 手掌面，以掌心为圆心，从圆心到中指指根横纹的2/3为半径所做的圆。

[操作] 用拇指指端沿出虎口方向运内八卦50次。

[功效] 顺运内八卦可以消食导滞、健脾益胃，对于孩子因肠胃不适引起的不思饮食有很好的调理作用。

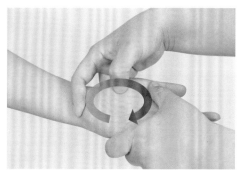

肚子胀、消化差，揉肚子消胀散结

孩子食入过量生冷、油腻食物，往往会造成消化差、肚子胀。推拿调理食积的原则是消食导滞、健脾益胃。

表现症状

孩子吃饭不香、腹部胀满、形体消瘦、睡眠不佳。

孙德仁医案

孩子消化不好，揉揉肚子效果好

邻居家 4 岁的小男孩，有段时间总说肚子不舒服，排便不顺畅。我用手摸他的小肚子，胀得圆鼓鼓的，这是积食引起的消化不良的表现。我用揉腹法给他做调理，上午揉了 15 分钟，下午揉 15 分钟，揉完后，他的肚子里咕咕叫了一阵，再不嚷嚷肚子不舒服了。

揉腹

[操作] 把除拇指外的四个手指并拢，放在孩子的肚子上，然后轻轻做盘旋揉动，以肚脐为中心，先逆时针揉 36 下，后顺时针揉 36 下。顺揉为清，逆揉为补。连续揉 15 分钟，对孩子的脾胃保养效果很好。

[功效] 中医认为，脾经、胃经、肝经和肾经均经过腹部，通过揉肚子就能够达到调节肝、脾、肾三脏功能的作用，让身体内"痰、湿、瘀"散开。现代医学认为，人的结肠分别由升结肠、横结肠、降结肠、乙状结肠组成，揉腹可以起到促进肠道蠕动的作用。

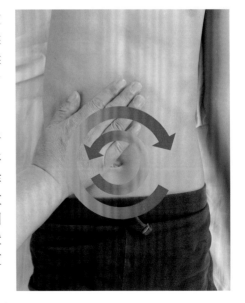

积食伴口臭，清胃经消食导滞

孩子口中酸臭，多和食积有关。胃的功能是储存和初步消化食物，小儿食积就是胃里的食物腐熟完后不能及时被脾脏转化为水谷精微运送到全身，这时候食积化火，胃中之气就会顺着食管上行，口气自然不好闻。推拿可以清除孩子的胃火，祛除口中异味。

表现症状

孩子吃饭不香，嘴里有难闻的酸腐味。

孙德仁医案

孩子口有异味，按穴位清胃火

有一个6岁的小男孩，过春节的时候天天跟着大人走亲访友。大人们这个帮他夹肉吃，那个喂他零食吃，结果导致孩子夜眠不安、腹胀，嘴里还有一股难闻的酸臭味。我先给孩子清胃经100次，再用消食导滞的三种手法：揉板门100次，顺运内八卦50次，推四横纹100次，最后再用河东流派的脾胃保健四法——摩腹3分钟，揉脐30次，捏脊3次，推揉足部消食穴50次，以增强孩子的脾胃消化功能。经过三天的推拿调理，孩子的积食症状消失了。后来，每天晚饭后，孩子的妈妈都会按照脾胃保健四种手法给他做推拿。经过一年的调理，孩子的脾胃强健了，消化能力也提高了。

清胃经

[取穴]　拇指第一掌骨桡侧缘。

[操作]　用拇指指腹从孩子大鱼际桡侧
　　　　　缘掌根处直推向拇指根 100 次。

[功效]　和胃降逆，清胃火。

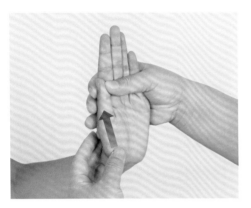

揉板门

[取穴]　手掌大鱼际中央最高点。

[操作]　用拇指指端揉孩子板门穴 100 次。

[功效]　健脾和胃，消食化滞。

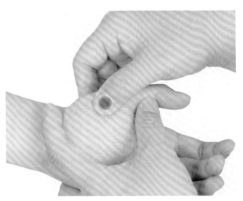

顺运内八卦

[取穴]　手掌面，以掌心为圆心，从圆
　　　　　心到中指指根横纹的 2/3 为半
　　　　　径所做的圆。

[操作]　用拇指指端沿出虎口方向运内
　　　　　八卦 50 次。

[功效]　顺运内八卦可以消食导滞、健脾
　　　　　益胃，对于孩子因肠胃不适引起
　　　　　的不思饮食有很好的调理作用。

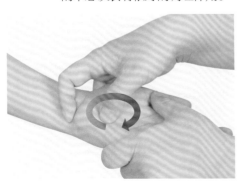

推四横纹

[取穴]　食指、中指、无名指、小指掌
　　　　　侧近端指关节处。

[操作]　将孩子左手四指并拢，以拇指
　　　　　端桡侧面着力，从食指横纹推
　　　　　向小指横纹，操作 100 次。

[功效]　健脾和胃，清热。

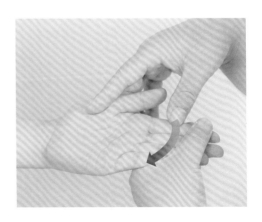

脾胃保健四法

摩腹

[取穴] 整个腹部。
[操作] 用除拇指外的四指或全掌顺时针摩孩子腹部3分钟。
[功效] 健脾和胃，帮助消化。

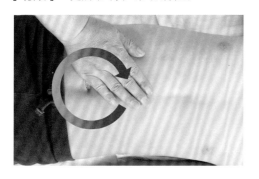

揉脐

[取穴] 脐中心。
[操作] 以一手掌根按揉孩子脐部30次。
[功效] 健脾和胃，消食化积。

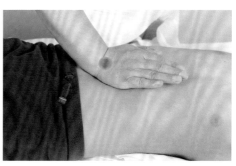

捏脊

[取穴] 后背正中，整个脊柱，从大椎或后发际至尾椎的一条直线。
[操作] 用拇指与食指和中指自下而上提捏孩子脊旁1.5寸处。捏脊通常捏3～5遍，每捏三下将背脊皮肤提一下，称为捏三提一法。
[功效] 健脾和胃，强身健体。

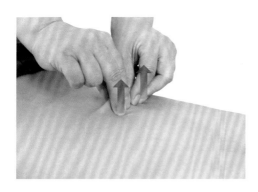

推揉消食穴

[取穴] 位于足内侧缘，第一跖骨（跖骨为足前部长骨，共5块，由内侧向外侧依次为第1～5跖骨）与内侧楔骨间（足骨中的一块短骨），太白穴（足内侧缘，当第一跖骨小头后下方凹陷处）与公孙穴（足内侧缘，当第一跖骨基底部的前下方）成一带状区。
[操作] 用拇指指端推揉孩子消食穴50次。
[功效] 专门调理小儿积食、食欲不振。

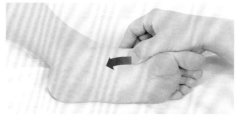

孩子厌食，捏捏脊就能打开胃口

孩子厌食多由喂养方式不当、过度给孩子喂养高营养食品、或孩子乱吃零食、过食冷饮等造成，从而使孩子消化能力不足，缺乏食欲。推拿调理以健脾和胃、促进消化吸收为主要原则。

表现症状

孩子在较长一段时间里吃饭不香，或者拒绝饮食，并逐渐出现身体消瘦。

揉板门、捏脊、按揉脾俞和足三里，让孩子吃嘛嘛香

有一个 5 岁的小女孩，平时吃起饭来总是很挑剔，不好好吃，以至于人越来越消瘦。这可急坏了孩子的妈妈，她想了一些改善孩子胃口的方法，可总是无济于事。通过诊断，我发现孩子是患了厌食症。我给孩子捏脊5遍，按揉脾俞100次，按揉足三里50次。我让孩子妈妈回家也按照这个方法每天给孩子做推拿，经过一个多月的调理，孩子吃饭香了，不再挑三拣四。

揉板门

[取穴]　手掌大鱼际中间最高点。
[操作]　用拇指指端揉孩子板门穴100次。
[功效]　健脾和胃，消食化滞。

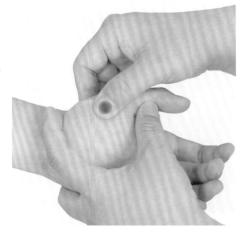

捏脊

[取穴] 后背正中，整个脊柱，从大椎或后发际至尾骨的一条直线。

[操作] 用拇指与食指和中指二指自下而上交替提捏孩子脊旁 1.5 寸处。捏脊通常捏 3～5 遍，每捏三下将背脊皮肤提一下，称为捏三提一法。

[功效] 健脾和胃，强身健体。

按揉脾俞

[取穴] 背部，第 11 胸椎（平肩胛下角的椎骨是第 7 胸椎，由此向下推四个椎骨即第 11 胸椎）棘突下，旁开 1.5 寸，左右各一穴。

[操作] 用两拇指指腹按揉孩子双侧脾俞穴 100 次。

[功效] 健脾和胃，帮助消化。

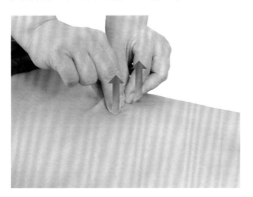

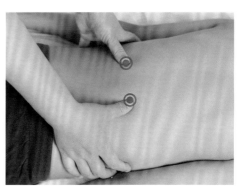

按揉足三里

[取穴] 外膝眼（膝盖外侧的凹陷）下 3 寸，胫骨（小腿内侧的长骨）旁开 1 寸处，左右各一穴。

[操作] 用拇指指腹按揉足三里 50 次。

[功效] 健脾消食，增进食欲。

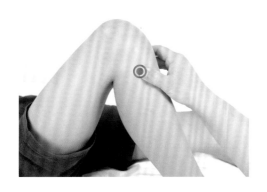

● 专家提醒 ●

孩子的膳食营养要合理搭配，如粗粮细粮搭配、荤素搭配等，应建立良好的饮食习惯，譬如平时少吃零食，不偏食、不挑食，少吃高糖、高蛋白食物，吃饭定时，不让孩子边吃边玩。

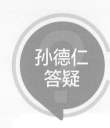孙德仁答疑 **爸妈最关心的育儿问题**

为什么说"欲要小儿安，常带三分饥"？

A 这是祖先留给我们宝贵的育儿经验。这里讲的"三分饥"，指的是要让宝宝饭吃到七成饱，留三成余地。保持七成饱，脏腑就不容易损伤，不易患腹胀、腹泻、腹痛等肠胃病。

中药敷贴可以治孩子厌食吗？

A 将吴茱萸、白胡椒、白术各 5 克研成细末，用陈醋调成膏状，敷在孩子肚脐上，外面用纱布固定。每 2 天换药一次，7 天为一个疗程。对调理孩子厌食有效。

孩子积食，身体有哪些小信号？

A （1）舌苔比平时厚。在中医诊断学中，舌头中间对应的是脾胃。如果这里的舌苔变得比平时白、厚，就说明孩子有比较严重的积食。（2）嘴唇突然变红。如果家长发现孩子的嘴唇突然变得很红，像涂了口红似的，摸摸手脚，手心、脚心发热，甚至身上发热，孩子就有可能是积食了。（3）食欲差。积食的孩子胃口差，不想吃东西，即使吃下去也不消化，用手摸小肚子，会感觉很胀，较大的孩子也会说肚子胀或肚子痛。（4）看睡眠。中医认为，胃不和则卧不安。如果孩子晚上睡觉时翻来覆去，睡不踏实，有的孩子容易哭闹，有时还会磨牙，那很可能就是积食了。

孩子积食，能服用健胃消食片吗？

A 任何一种药物，长期大量服用都会造成身体阴阳、气血的变化，造成不利影响。因此，不建议经常给孩子吃健胃消食片。除了服用药物，改善孩子积食还有一个安全的方法：将山楂在锅中小火慢炖，至黏稠状后放入冰糖，然后喂孩子吃。尽量用食物来代替药物。

孩子总挑食怎么办？

A 通常来说，孩子挑食都是爸爸妈妈惯出来的毛病。许多家长因为不了解基本的医学知识，对食物的成分不了解，往往认为味道好的就是好东西。也有的家长因为溺爱孩子，由着孩子的口味吃，从而惯成了孩子喜欢挑食的毛病，只挑自己认为味道好的。改变孩子挑食的习惯，从均衡营养做起，给孩子搭配营养餐。建议在饮食上多变花样，如大米饭可以改成大米红豆饭（赤小豆要煮烂）给孩子吃。

孩子总吃零食不爱吃饭，怎么办？如何平衡零食与三餐之间的关系？

A 许多爱吃零食不爱吃饭的孩子背后，都是溺爱孩子的家长。孩子不懂事，选择食物时只会凭着自己的喜好，而家长如果一味地纵容他，其实是害了孩子。可能有家长会问，爱吃零食是孩子的天性，怎么办？零食也分很多种，要尽量选择对孩子健康有益的零食，如水果、坚果、酸奶等有营养的零食。

还要注意，不是说水果、酸奶有营养，就能随便吃。凡事都有个度，水果、酸奶在不影响正餐的情况下，可以适度吃点，而"垃圾食品"则要尽可能不吃。

孩子发热，是体内邪火在作怪

如果不按生长发育规律照顾孩子，孩子就很容易发热。中医认为，所谓发热，多数是因为有邪气（如西医学所说的病毒、细菌、支原体等，都属于邪气）侵袭人体。这时，人体的正气（抵抗力）便要与之抗争。于是，它们打得热火朝天，这个状态就是发热。

给发热做一个形象的比喻：把人体比作我们的国家，当有"侵略者"（邪气）来犯时，肯定不能直接进入内地，而是被守在边防的"战士"（正气）挡住，与"边防战士"展开激烈的战斗（发热）。推拿调理以清热泻火、发汗解表为主。

孙德仁医案

通腑泻热三大手法，调理孩子发热

一次，一位母亲带着8岁的孩子焦急地来找我。孩子又高烧了，接近40℃。我赶紧给孩子用通腑泻热三大推拿手法退热：清胃经100次，清大肠100次，退六腑50次。然后让孩子休息一会儿，喝了些白开水。1小时后，孩子的体温就下降到38℃。看到初战告捷，我把这个方法告诉孩子妈妈，让她回家每天坚持给孩子推拿这三个穴位。简单的方法，解决了孩子发热的问题。

● 专家提醒 ●

孩子正常腋温为36～37℃，婴儿腋温可为36～37.4℃。临床诊断中腋温37.5～38℃为低热；38.1～39℃为中度发热；39.1～40.4℃为高热，超过40.5℃为超高热。

清胃经

[取穴]　拇指第一掌骨桡侧缘。
[操作]　用拇指指腹从孩子大鱼际外侧缘掌根处直推向拇指根 100 次。
[功效]　清胃泻热。

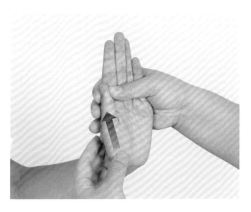

清大肠

[取穴]　食指桡侧缘，从食指端到虎口的一条纵向连线。
[操作]　用拇指指腹从孩子虎口直推向食指尖 100 次。
[功效]　清利肠腑之热。

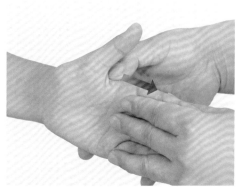

退六腑

[取穴]　前臂尺侧（小指侧）腕横纹至肘横纹成一直线。
[操作]　用拇指指腹或食指和中指二指指腹沿着孩子的前臂尺侧，从肘横纹处推向腕横纹处，操作 50 次。
[功效]　清热、凉血、退热。

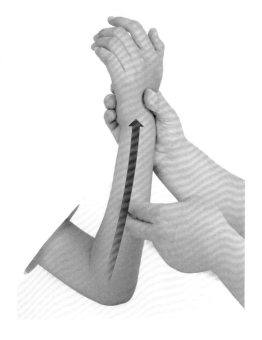

感冒伴随发热，分清症状来取穴

通常来说，感冒引起的发热有两种：风寒发热、风热发热。风寒发热，指的就是风寒邪气侵袭人体，人体正气与自然界的风寒邪气打得热火朝天的状态。调理孩子风寒发热，以祛风散寒为主；风热发热的原因基本上与风寒发热类似，即孩子在正气虚的同时感受了风热邪气，调理以祛风散热为主。

表现症状

风寒发热：清鼻涕、清稀痰、淡红舌、不出汗。

风热发热：黄鼻涕、黄黏痰、红肿痛（舌头、咽喉、扁桃体、淋巴结）、微有汗。

风寒、风热两种发热，推拿方法各有不同

有两个同时被发热盯上的孩子，一个男孩，一个女孩。男孩痰色清白，流清鼻涕，体温39℃，而且感觉浑身寒冷。我诊断孩子是受风寒侵扰引起的发热，应该通过推拿将他身上的寒气赶出去。我让孩子的妈妈每天给他推三关、清肺经、按揉外劳宫各100次，掐揉二扇门15次，三天后发热症状得以缓解。女孩咳痰困难，痰色黄稠，流黄鼻涕，咽喉干痛，身上发热，微微出汗，我判断孩子是风热犯肺引起的发热，调理当以清泻肺热为主。我给孩子清天河水100次、揉大椎100次、拿风池3分钟，坚持推拿了三天，发热症状明显改善。

风寒发热推拿方

推三关

[取穴] 前臂桡侧，腕横纹至肘横纹成一直线。

[操作] 用拇指桡侧面或食指、中指、无名指三指指端从孩子腕推向肘，直推100次。

[功效] 温阳散寒。

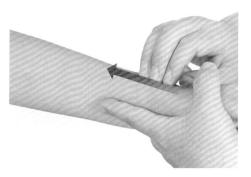

清肺经

[取穴] 孩子无名指掌面指尖到指根成一直线。

[操作] 家长用拇指指腹从孩子无名指根向指尖方向直推肺经100次。

[功效] 清肺泻热。

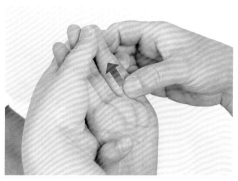

按揉外劳宫

[取穴] 手背，与内劳宫相对（内劳宫位于掌心，屈指时中指、无名指之间的点）。

[操作] 用拇指端按揉孩子外劳宫100次。

[功效] 温阳散寒、发汗退热。

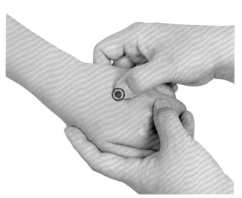

掐揉二扇门

[取穴] 掌背中指根关节两侧凹陷处。

[操作] 两拇指相对，用指端掐揉二扇门15次。

[功效] 发汗解表，退热。

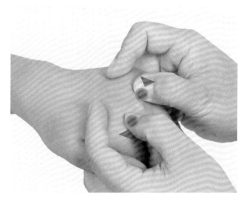

风热发热推拿方

清天河水

[取穴] 前臂正中，总筋至曲泽（腕横纹至肘横纹）成一直线。

[操作] 用食指和中指二指指腹自腕向肘推 100 次。

[功效] 清热解表，泻火除烦。对调理孩子风热发热等有效。

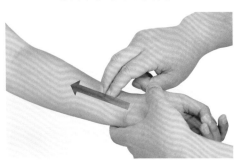

揉大椎

[取穴] 后背正中线上，位于第 7 颈椎与第 1 胸椎棘突之间（低头，颈后隆起最高点下方凹陷处）。

[操作] 用拇指揉大椎 100 次。

[功效] 清热解表。主治孩子外感发热。

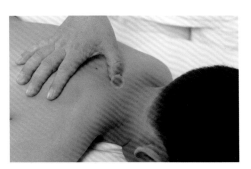

拿风池

[取穴] 后发际（颈项上部）两侧凹陷处。

[操作] 用拇指、食指二指相对用力拿捏孩子风池穴 3 分钟。

[功效] 促使孩子发汗，汗一出症状就会减轻。

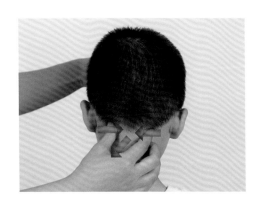

◆ 专家提醒 ◆

孩子发热和咳嗽、拉肚子一样，都是人体正气和外来邪气做斗争的一个表现，并没什么可怕的。而且，一般的情况是邪气越盛，正气越足，抗邪能力就越强。孩子发热，只要进行积极的干预，就容易治愈。

阴虚发热，要滋阴清热

孩子是纯阳之体，就像早晨徐徐升起的太阳，生机蓬勃，发育迅速，显得阴精不足，再加上不良的生活习惯，孩子经常会出现阴虚发热的现象。

表现症状

手心脚心发热，睡着后出汗多，不想吃饭，较烦躁，口渴想喝水。

孙德仁医案

孩子阴虚发热，多因不良饮食习惯引起

有一个7岁的小男孩，爸爸妈妈不在身边，由爷爷奶奶照看。老人平时喜欢给孩子一些零花钱，孩子一拿到钱就到外面买烤羊肉串、辣条等油腻辛辣食物，回到家里奶奶做的饭他不喜欢吃。孩子本来是纯阳体质，再加上经常吃这些零食，更如同火上浇油一般。

有一次，男孩忽然高烧到38.5℃，爷爷着急了，带着孩子来找我调理。我摸了一下孩子的手、脚心均发烫，听孩子爷爷说，孩子最近总是不喜欢吃饭，表现得很烦躁，睡着后会出许多汗，经常将被子汗湿，口唇干燥，总想喝水。这种症状是典型的阴虚内热，我给孩子运内劳宫10次、清肺经100次、清天河水100次，每天推拿2次。经过3天的推拿，孩子体内的邪火被清理掉，逐渐退烧了。我告诉孩子的爷爷，回家后给孩子坚持做推拿调理一个月，期间合理控制饮食，不吃辛辣刺激和肥甘厚腻之物，孩子的阴虚体质也得到了明显改善。

运内劳宫

[取穴] 掌心正中，屈指时中指、无名指之间中点。

[操作] 自小指根起，经掌小横纹（掌面小指根下，尺侧掌横纹头）、小天心（手掌大小鱼际交界处凹陷中）至内劳宫掐运，叫运内劳宫，可运1~3分钟。

[功效] 清热泻火，除烦。

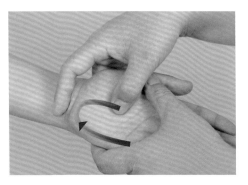

清肺经

[取穴] 孩子无名指掌面指尖到指根成一直线。

[操作] 家长用拇指指腹从孩子无名指指根向指尖方向直推肺经100次。

[功效] 清肺热，退热。

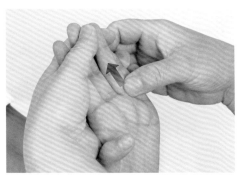

清天河水

[取穴] 前臂正中，总筋至曲泽（腕横纹至肘横纹）成一直线。

[操作] 用食指和中指二指指腹自腕向肘推100次。

[功效] 清热解表，泻火除烦。

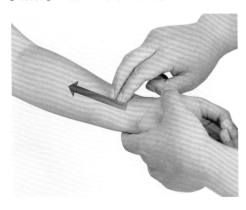

● 专家提醒 ●

当孩子发热超过38.5℃，总感觉只有喝些清凉的饮品才能解渴，咽喉会红肿、疼痛，尤其是咽部的症状比较明显。这种情况下，就不要自己处理了，一定要去医院找医生。

积食发热，要清胃肠实火

积食，就是吃多了。孩子胃有积食，身体就得调动正气去消化这些多余的食物，在肌表起守卫作用的正气力量就会被削弱。于是，风寒、风热等邪气就很容易侵袭进来。所以，积食是孩子发热的常见原因之一。调理孩子积食发热，可以用推拿的方法清胃肠实火、消积退热。

表现症状

如果孩子发热伴有舌苔厚，肚子胀，不解大便，不让摸肚子，就可以判断孩子发热是积食引起的。

孙德仁医案

孩子积食发热，揉板门、逆运内八卦就见效

我有一个朋友，一次她小女儿发热，39℃，嗓子也肿了，赶紧就近送到医院，做了一系列检查，医生跟她说："你这孩子血象没什么问题，不是细菌、病毒感染，要不你回家吧，在家再观察一下。"她回家后就给我打电话说了这事，还说了孩子平时喜欢吃的一些食物，比如油炸食品、辛辣食物等。我说："你女儿可能是吃多了，是积食引起的发热。"就诊时，我给孩子揉板门50次，逆运内八卦50次，清脾经100次，清大肠100次。推拿后，孩子的体温就逐渐恢复正常了。

扫一扫，看视频

● 专家提醒 ●

孩子发热期间，主食应该尽量以易消化的面条和粥类为主，配合应季的蔬菜，肉类不宜多吃，特别是一些脾胃功能比较弱的孩子，肉类应尽量放在中午吃，晚饭不要吃肉。在睡前的一个小时内，孩子尽量不要进食任何食物，因为晚上肠胃需要逐渐进入休息状态，蠕动变慢了，消化能力比白天弱，如果强迫它们工作，就很容易积食。

揉板门

[取穴]　手掌大鱼际中间最高点。

[操作]　用拇指指端揉孩子板门穴100次。

[功效]　健脾和胃，消食退热。

逆运内八卦

[取穴]　手掌面，以掌心为圆心，从圆心到中指指根横纹的2/3为半径所做的圆。

[操作]　用拇指指端沿入虎口方向逆运内八卦50次。

[功效]　平衡阴阳，化积食清热。

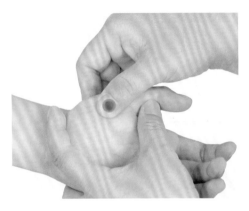

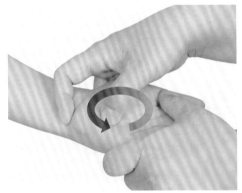

清脾经

[取穴]　拇指桡侧缘指尖到指根成一直线。

[操作]　用拇指指腹从孩子拇指根向指尖方向直推脾经100次。

[功效]　清脾退热。

清大肠

[取穴]　食指桡侧缘，从食指端到虎口的一条纵向连线。

[操作]　用拇指指腹从孩子虎口直推向食指尖100次。

[功效]　清利肠腑之热。

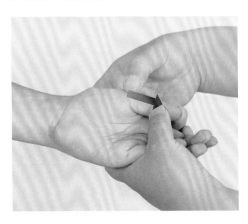

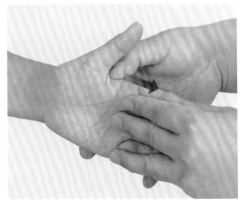

受惊吓后发热，用手法安神退热

由于小儿体温调节中枢尚未发育成熟，所以受到惊吓后体温会有波动。宝宝惊恐发热多由感受强烈刺激后使体内气机紊乱，导致体温调节失常而引起。推拿调理，应以安神退热为主。

表现症状

除发热外，多伴有睡眠时哭闹较重或易惊。

孙德仁医案

孩子惊恐发热，三招就搞定

有位妈妈带着3岁的女儿来找我，孩子时常在夜里发热，并伴有睡眠不安和啼哭。到医院检查，没发现什么问题。可每天晚上，孩子总是哭个不停。

我观察了孩子的眼睛，发现她的眼神里有一种不安和惶恐。凭经验，这是因为受惊扰乱心神造成的。我问孩子的妈妈，最近带孩子到过人多的地方没有？妈妈说，一个周末带着孩子去逛商场时正赶上有促销活动，人山人海。回家后夜晚睡觉，女孩就开始发热、啼哭，一连三天都是白天好好的，一到夜晚就发热、啼哭。这可能是孩子以前没到过人太多的场合，被吓着了。因为小孩子心气弱，容易被外界干扰、惊吓。我把三大推拿手法告诉孩子妈妈，让她每天给孩子清肝经、清天河水、揉小天心各100次。经过五天的调理，孩子的体温下降了，夜里也不再啼哭了，看人的眼神也不再惶恐。

清肝经

[取穴] 食指掌面指根到指尖成一直线。

[操作] 用拇指指腹从孩子食指指根向指尖方向直推100次。

[功效] 清肝泻火，静心安神。

清天河水

[取穴] 前臂掌侧正中，总筋至曲泽（腕横纹至肘横纹）成一直线。

[操作] 用食指和中指二指指腹自腕向肘推100次。

[功效] 清热，泻火。

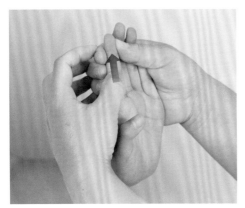

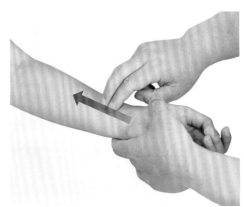

揉小天心

[取穴] 手掌大小鱼际相接处凹陷中。

[操作] 用中指指端揉小天心100次。

[功效] 清热安神，镇惊。

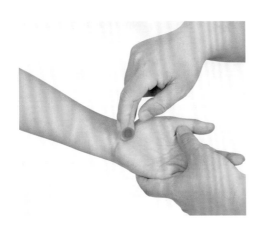

● **专家提醒** ●

孩子发热时，家长要注意观察孩子的精神和脸色。如果孩子的精神很好，能吃能玩，虽然体温超过38.5℃，也可以暂时不用退热药物。反之，如果孩子精神萎靡、不吃不喝、嗜睡，那最好还是去医院检查一下，以免耽误病情。

孩子发热，什么情况下必须找大夫

孩子一般的发热，和咳嗽、拉肚子一样，只是一个普通症状，并不可怕。但如果孩子持续高热不退，并伴有以下的表现，就要引起注意了。

表现症状

低热不退，精神萎靡。孩子本来很活泼，但是发热后变得精神不振，体温一直不超过 38.5℃，老是想睡觉，这说明孩子阳气不够充足，跟邪气打仗时已处在劣势。这种情况需要及时找大夫诊治。同时配合推拿疗法"推三关"，帮助孩子及时培补阳气。

精神亢奋，角弓反张。孩子高热后突然变得烦躁，不停哭闹，吃饭不香，睡觉不踏实，这些情形，家长要特别留意了。孩子处在发热导致的亢奋状态，可能会引起"高热惊厥"，如果不及时调理，可能会导致"角弓反张"现象，即头往后仰，后背后挺，两脚绷直，就像一张反向张开的"弓"。这时，必须找大夫治疗。去找大夫的路上，可用掐揉小天心等方法镇静安神来救急。

推三关

[取穴] 前臂桡侧，腕横纹至肘横纹成一直线。

[操作] 用拇指桡侧面或食指、中指、无名指三指从孩子腕推向肘100 次。

[功效] 温阳散寒，培补阳气。

揉小天心

[取穴] 手掌大小鱼际交界处凹陷中。

[操作] 用中指端揉小天心 100 次。

[功效] 清热安神。

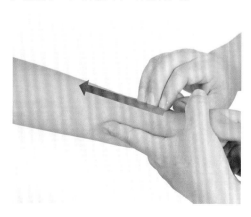

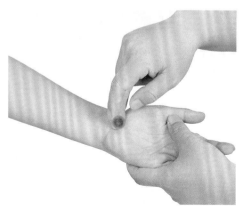

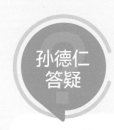

爸妈最关心的育儿问题

孙德仁答疑

Q

孩子发热初期有哪些容易被家长忽略的小征兆?

A 怕冷是发热前期的一种表现,测量体温时可能还不到 38℃。但此时孩子会出现皮肤苍白、手脚发凉、无汗、畏寒、肌肉酸痛、无力等。

Q

给发热的孩子降温,有什么简单方法?

A 将孩子衣物解开,用温水擦拭全身,重点擦拭颈部、腋下、肘部、腹股沟处等皮肤皱褶的地方。每次擦拭 10 分钟以上。还可以直接给孩子洗温水澡。

Q

孩子发热了,不能吃什么?

A 孩子发热期间,有一些食物是不建议食用的,否则会加重症状。

(1)不吃生冷食物。生冷,指的是生的和冷的食物,凉性的瓜果,如西瓜等,都不能吃;雪糕、冷饮等也要慎食。

(2)不吃黏滑难消化的食物。黏滑食物,就是具有黏性和滑性的食物,如糯米饼、巧克力、汤圆等,这些黏滑食物吃多了难消化,不利于邪气排出。

(3)不吃肉类。肉类不易消化,吃到肚子里容易化热,比如烤肉、炖肉等吃多了,人就会觉得很热。这种热不在肌表,而在胃里,并且不好消化,所以发热期间尽量不吃肉类。

如果孩子发热后出了疹子，该怎么办？

A 如果孩子发热后出了疹子，可以给孩子喝金银花露来解表退热。金银花露各大药店都有销售，有些淡淡的甜味，很好喝，可以买来遵照医嘱或按照说明书服用。但是，家长千万不要认为，既然金银花露好，就把它当饮料给孩子喝。这是不行的，只要喝上两天，把热毒排出来就可以了。

孩子发热期间，饮食要注意哪些方面？

A 孩子发热后，消化功能减退，肠胃比较弱，不爱吃东西，这时家长应该在饮食上多花费些心思。比如，给孩子多吃一些清淡、有营养、易消化食物，开始时最好是流食，如浓米汤、藕粉、奶类等。等体温降下来，食欲好转以后，可改为半流质，如米粥、蔬菜粥、面条等。不要给孩子吃容易上火的食物，如鱼、虾、羊肉、大枣以及各种油炸、甜腻、辛辣食物。另外，可以多给孩子喝温开水，既能补充发热流失的水分，又可避免体温再度快速升高。

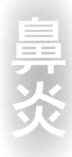

过敏性鼻炎，健脾益肺是关键

许多家长对过敏性鼻炎的认识上都有一个误区，认为这种病大多发生在青少年乃至成人的身上，小宝宝是很少会得这种病的。其实这种观念是错误的，包括婴幼儿在内，任何年龄的人都有可能患上过敏性鼻炎。

表现症状

表现为鼻痒，常接连打喷嚏几个至十几个，突然鼻塞，溢清水样涕。检查可见鼻黏膜水肿、色淡白或灰白色，或呈紫灰色。

过敏性鼻炎，推拿穴位比用药更有效

有个4岁半的小女孩，最近几个月反复感冒，早上总要打喷嚏，流鼻涕。家长对我说，西医诊断这是过敏性鼻炎，检测过敏原，说是对牛奶和鸡蛋过敏。孩子服用了多种西药，效果并不好。问我小儿推拿有什么好的调理方法没有？

我认为，现代医学从查过敏原入手，但过敏物质多得无法计算，医院是查不完的。小儿推拿调理各种过敏有优势，治疗过敏性鼻炎更是强项。我给孩子补脾经100次，补肺经100次，按揉迎香50次，拿肩井5次，每天做3遍。这种推拿方法可以宣通鼻窍，健脾益肺，增强孩子的免疫能力。调理了一个月，孩子的过敏性鼻炎得到了很好的改善。

补脾经

[取穴] 拇指桡侧缘指尖到指根成一直线。

[操作] 用拇指指腹从孩子拇指尖向指根方向直推 100 次。

[功效] 强健脾胃，增强体质。

补肺经

[取穴] 孩子无名指掌面指尖到指根成一直线。

[操作] 用拇指指腹从孩子无名指指尖向指根方向直推肺经 100 次。

[功效] 补益孩子肺气，增强免疫力。

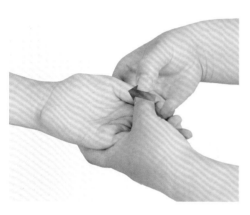

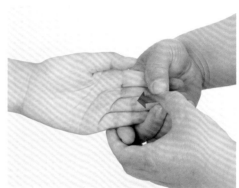

按揉迎香

[取穴] 鼻翼外缘，鼻唇沟凹陷中。

[操作] 用两手食指指腹分按两侧迎香穴，揉 50 次。

[功效] 可以宣通鼻窍，改善鼻炎。

拿肩井

[取穴] 在大椎与肩峰（即肩头）连线的中点，肩部筋肉处。

[操作] 用拇指与食指、中指相对用力提拿两侧肩井 3 ~ 5 次。

[功效] 可疏通气血，增强体质。

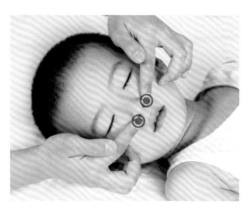

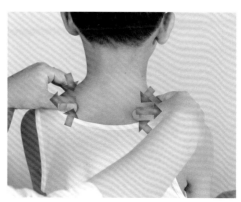

感冒引起的鼻炎，发散外邪通鼻窍

由感冒引起的鼻炎通常称为急性鼻炎。鼻为肺之窍，小孩的肺尤其娇嫩，外界的邪气很容易通过鼻部侵入孩子肺部。一旦孩子得了感冒，就很容易患上鼻炎。由于感冒和鼻炎的症状很相似，有时会耽误治疗。所以首先要鉴别清感冒和鼻炎。

表现症状

这类鼻炎和感冒的症状很相似，表现为鼻塞、流清水涕、鼻痒、喉部不适、咳嗽等症状，但常伴有头痛，或耳朵、眼睛发痒且持续时间长。

● 专家提醒 ●

小孩子得了普通感冒，一开始会频频打喷嚏，鼻涕是清水样的，而到了后期会慢慢变成黏稠的脓鼻涕，打喷嚏、头疼这些全身性症状也会逐渐减轻。而鼻炎的分泌物始终是白色或者微黄色的，并且不会在短期内自行好转，孩子说起话来总是带着鼻音，闻不到气味，鼻塞的一侧常会伴随着头疼。

另外，时间也是一个很好的判断标准，一般感冒在7～14天内便可以痊愈，鼻塞、流涕、打喷嚏这些症状也会随之消失；如果超过两周，症状不仅没有减退，反而加重了，那么家长就要给予高度重视，切不可任由孩子的病情继续发展。

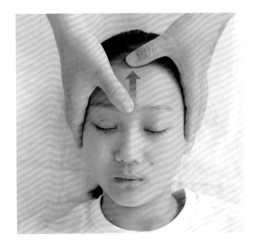

开天门

[取穴] 眉心到前发际成一条直线。

[操作] 用双手固定住孩子头部，然后用拇指自下而上交替直推3分钟，这叫开天门。

[功效] 祛风散邪，提神醒脑。主治孩子外感发热、头痛、鼻塞。

运太阳

[取穴]　眉梢和外眼角连线中点后的凹
　　　　陷处。
[操作]　用拇指指端向耳方向运孩子两
　　　　侧太阳穴 2 分钟。
[功效]　用于孩子外感风寒引起的鼻炎。

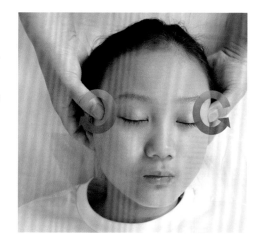

按揉外劳宫

[取穴]　手背与内劳宫相对处（内劳宫
　　　　位于掌心，屈指时中指、无名
　　　　指之间的点）。
[操作]　用拇指指端按揉孩子外劳宫
　　　　50 次。
[功效]　用于孩子外感风寒引起的鼻炎。

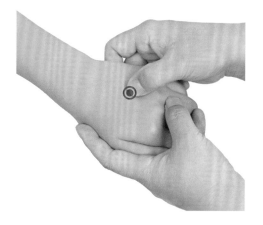

掐揉二扇门

[操作]　掌背中指根关节两侧凹陷处。
[操作]　用两手拇指指端掐揉二扇门
　　　　15 次。
[功效]　解表退热，清鼻窍。

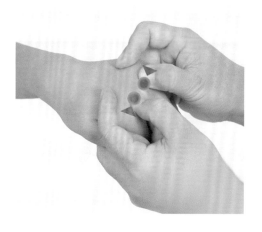

常按迎香穴，鼻炎不反复

我经常向到我这里问诊的父母们推荐一个穴位，它能缓解鼻塞、开通鼻窍，对鼻炎反复发作有很大的改善作用，它有个好听的名字，叫"迎香穴"。

所谓"迎"，即"迎受"。"香"，即脾胃五谷之气。迎香穴接受胃经供给的气血，故此得名。迎香穴属手阳明大肠经腧穴，肺与大肠相表里，肺开窍于鼻。因此，推拿迎香穴能宣肺解表、疏散风邪、通利鼻窍。

孙德仁医案

按迎香穴，治好了孩子的慢性鼻炎

有一个患慢性鼻炎的6岁小男孩，由于缺少家长的精心呵护，孩子又不会照顾自己，幼儿园的环境又没有家里舒适、卫生，孩子的鼻炎经常发作，反复不好。鉴于这种情况，我建议在药物调理的同时，再教会孩子自己按压迎香穴。这个方法简单有效，孩子自己就能操作，而且不受时间限制，没事时就能按一按。即使不是鼻炎的发作期，作为日常保健，也可以起到预防感冒的作用。我为家长示范了如何取穴，让孩子面对自己坐好，眼睛正视前方，在他鼻翼外缘的中点处，找到两个迎香穴。我先沿着孩子的鼻唇沟来回擦动，促进局部的血液循环，然后用食指指腹垂直用力按压迎香穴，连做8次，并嘱家长和孩子每天坚持。

一个月后的一天，家长发来消息告诉我，孩子每天坚持推拿迎香穴，鼻炎已经好了。

按压迎香

[取穴]　鼻翼外缘，鼻唇沟凹陷中。
[操作]　用食指指腹垂直用力按压双侧迎香穴，连做8次。
[功效]　疏散风邪，通利鼻窍。

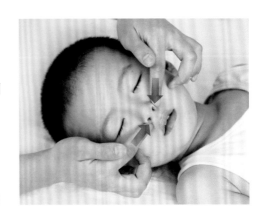

流鼻血，用手法快速止血

过敏性鼻炎可能会引起孩子鼻出血。尤其是屋子里有暖气时，空气湿度不足，十分干燥。而孩子的鼻子由于长期受到炎症的刺激，鼻黏膜中的毛细血管会变脆，再加上干燥的气候，孩子只要揉搓鼻子，就很容易损伤鼻黏膜，使毛细血管暴露在外。孩子的毛细血管非常敏感脆弱，而干燥的毛细血管更容易破裂。得了鼻炎后，鼻子本就容易发痒，孩子会不自觉地用手抠鼻子，稍不留神就会弄破毛细血管，这就是流鼻血的原因。

表现症状

主要表现为鼻出血或涕中带血等。

清天河水

[取穴]　前臂掌侧正中，腕横纹至肘横纹成一直线。

[操作]　用食指和中指二指指腹自孩子腕部向肘部直推天河水 100 次。

[功效]　清热解表、清肺热，能够调理孩子鼻出血。

掐人中

[取穴]　人中沟的上 1/3 与下 2/3 的交界处。

[操作]　用拇指指甲掐人中 3 次。

[功效]　快速止鼻血。

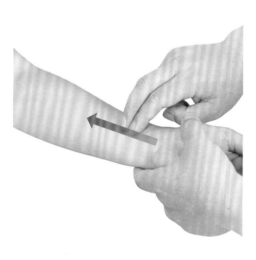

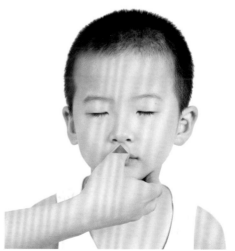

多按鼻部和面部穴位，有效预防鼻炎

对付小儿鼻炎，最好的策略不是治疗，而是预防。其实，预防鼻炎的方法有很多种。最简单有效的要数鼻部推拿。经常给孩子做鼻部穴位按揉，孩子自身的抵抗力就提高了，自然也就能够抵御鼻炎侵袭。

鼻部保健操，不让鼻炎盯上宝宝

前面提过的迎香穴是调理和预防小儿鼻炎的重点穴位，此外还有几个要穴，和迎香穴配合着使用，组成一套鼻保健操，对鼻炎的预防很有效。

推鼻通

[取穴]　位于迎香穴上方，也就是鼻翼外旁 0.5 寸，鼻唇沟上端尽头。

[操作]　双手中指指腹从印堂穴推搓至鼻通穴，如此往返 30 次。

[功效]　宣通鼻窍。

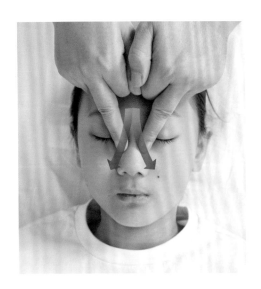

按揉承泣与四白

[取穴]　让孩子目视前方，承泣穴就在瞳孔正下方，眼球与眼眶下缘之间；四白穴则在承泣穴正下方，颧骨上方凹陷处。

[操作]　用双手中指指腹按揉孩子两侧承泣穴和四白穴各 50 次。

[功效]　预防感冒、鼻炎。

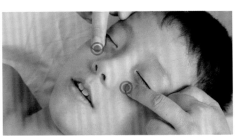

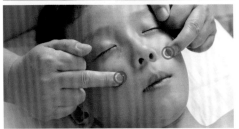

揉印堂

[取穴]　前正中线上，两眉头连线的中点处。

[操作]　用拇指指端揉印堂 5 次。

[功效]　缓解孩子鼻炎症状。

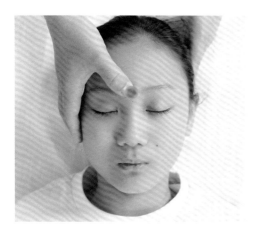

按揉迎香

[取穴]　鼻翼外缘，鼻唇沟凹陷中。

[操作]　用两手食指指腹按揉双侧迎香穴，连做 8 次。

[功效]　疏散风邪，通利鼻窍。

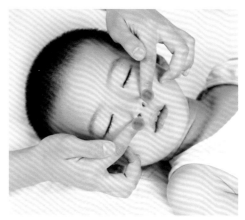

揉素髎

[取穴]　在鼻尖的正中央。

[操作]　用中指指端揉素髎穴 50 次。

[功效]　缓解慢性鼻炎引起的鼻塞流涕。

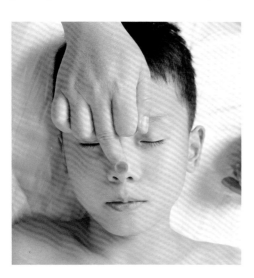

干洗脸

[操作]　家长把双手搓热，手指并拢，依次推搓孩子的额头、脸颊和鼻翼。

[功效]　促进局部血液循环，开通鼻窍。

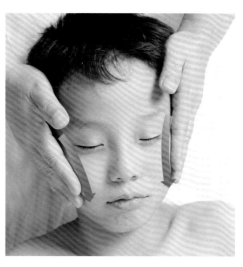

爸妈最关心的育儿问题

Q 1

有鼻炎病史的孩子怎样预防鼻炎发生？

A 有鼻炎病史的孩子通常一感冒就犯鼻炎，所以要防鼻炎，预防感冒是关键。还要避免吸入刺激性气体、烟雾、粉尘等。饮食要清淡、易消化，少吃辛辣厚味的食物。

Q 2

孩子睡觉打呼噜是怎么回事？

A 家长们首先要意识到，孩子睡觉打呼噜并不是睡眠质量好的表现，而是存在睡眠呼吸障碍，万不可掉以轻心。另外，家长平时要密切关注孩子的睡眠情况，如果是从不打鼾的孩子，反复感冒一段时间后，出现了持续打鼾的情况，那么此时要高度怀疑是不是感冒引起了鼻炎或是鼻窦炎，造成气道阻塞，妨碍鼻窦通气和引流，导致打呼噜。

Q 3

正当鼻窦炎发作期，家长怎样护理能让孩子呼吸顺畅？

A 要尽量让孩子向右侧卧睡觉。也可在孩子睡觉时给他的背部放一个小枕头，有助于强制性使孩子保持侧卧位睡眠，这样至少可以保证孩子有一个鼻孔是正常通气的，同时也能避免在睡眠时舌头和软腭松弛后坠，加重上呼吸道堵塞。

有些孩子反复感冒，并且出现了肚子疼的情况。家长第一反应是怀疑孩子的肠胃出了问题，但诊断后才发现，原来是过敏性鼻炎惹的祸。那么，为什么鼻子的病症会引起腹痛呢？

A 这多半都是因为孩子得了过敏性鼻炎，可父母并没有重视起来，导致鼻炎反复发作，诱发了感冒。而人体的肠系膜中分布着大量淋巴组织，感冒带来的病毒和细菌引发了肠系膜淋巴结的急性炎症。肠系膜淋巴结如果反复增生，也会肿大，引起疼痛，所以孩子会觉得肚子痛。

孩子得了鼻炎，喝白开水是最好的。但即使千方百计哄着，孩子每天也就只喝几口白开水，这该怎么办？

A 孩子不爱喝白开水，家长可以自己榨新鲜的果汁给孩子喝。梨、香蕉、西红柿中富含 B 族维生素，可以帮助修复孩子的鼻黏膜；猕猴桃、柚子、柑橘中维生素 C 的含量相当高，能够增强孩子的抵抗力，有助于更快地战胜疾病。

需要提醒家长的是，鲜榨果汁虽然有营养，但是也不建议长期给孩子喝，它并不能够完全代替白开水。无论是成年人还是小孩子，最好的饮料都是白开水。针对不爱喝白开水的孩子，可以在上午、下午分别给孩子来一杯果汁。而在几个容易口渴的时间点，比如早上起床、洗完澡后、入睡前，可以想办法哄着孩子喝白开水，帮助孩子慢慢养成喝白开水的习惯。

急性扁桃体炎，清热解毒好得快

扁桃体和身体免疫功能的发育在3～7岁最快，这也是急性扁桃体炎成为幼儿常见病和多发病的主要原因。其实，这种炎症正是孩子从幼小变得成熟的必由之路，所以面对急性扁桃体炎，家长不必惊慌。

表现症状

急性扁桃体炎的特点是突然发热、畏寒，咽喉肿痛，吞咽困难，咽部急性充血，扁桃体红肿，表面可有黄白色脓点。

孙德仁医案

急性扁桃体炎，不用输液，推拿就治好

3岁的小男孩康康突然咽喉疼痛，不肯吃饭，连水都不愿喝，发热到38.5℃，医院说是急性扁桃体炎，要输液。家长不想给孩子使用过多抗生素。我观察孩子，双侧扁桃体充血肿大，右侧尤其大，且表面有脓点，双侧下颌淋巴结肿大。急性扁桃体炎是热毒深重的表现，调理以清热、解毒、排脓为主。我给孩子按揉天突48次，清天河水100次，揉小天心100次，揉涌泉50次，疼痛减轻了。给孩子坚持调理7天，症状得到了明显改善。

按揉天突

[取穴]　颈下，前正中线，胸骨上窝中央。
[操作]　用中指指端按揉天突 48 次。
[功效]　利咽宣肺，缓解咽喉肿痛。

揉小天心

[取穴]　手掌大小鱼际相接处凹陷中。
[操作]　用中指指端揉小天心 100 次。
[功效]　清热镇惊，呵护扁桃体。

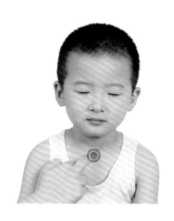

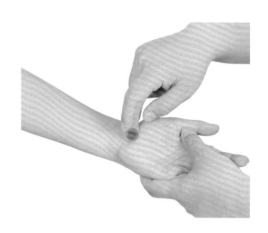

清天河水

[取穴]　前臂掌侧正中，腕横纹至肘横
　　　　纹成一直线。
[操作]　用食指和中指二指指腹自孩子
　　　　腕部向肘部直推天河水 100 次。
[功效]　清热解表、泻火除烦。主治孩
　　　　子热性病症。

按揉涌泉

[取穴]　足心，第二、三趾的趾缝纹
　　　　头端与足跟连线的前 1/3 和后
　　　　2/3 的交点处，屈趾时足心的
　　　　凹陷处。
[操作]　用拇指指端按揉涌泉穴 50 次。
[功效]　辅助调理急性扁桃体炎。

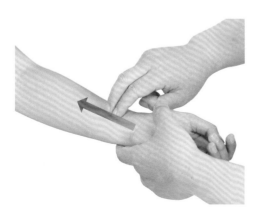

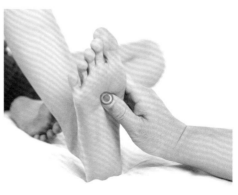

喉咙痛，加揉列缺

如果孩子喉咙疼痛，表现为吞咽困难，我们就要加揉列缺。

揉列缺

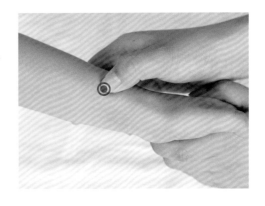

[取穴]　双手两虎口交叉，食指指端下
　　　　取穴。

[操作]　用拇指指腹揉列缺穴 100 次。

[功效]　缓解宝宝喉咙疼痛、吞咽困难。

高热，加退六腑

如果孩子高热 39℃以上，就要通过退六腑来快速退热。

退六腑

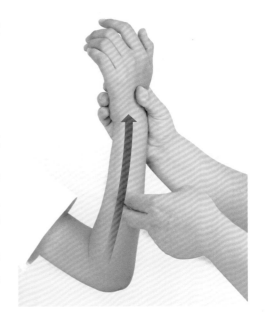

[取穴]　前臂尺侧（小指侧），腕横纹
　　　　至肘横纹成一直线。

[操作]　用拇指指腹或食指、中指二指
　　　　指腹沿着孩子的前臂尺侧，从
　　　　肘横纹处推向腕横纹处，操作
　　　　50 次。

[功效]　清热、凉血、解毒，调理孩子
　　　　体内热毒炽盛引起的咽喉肿
　　　　痛、眼睛红肿等。

● 专家提醒 ●

注意孩子口腔卫生，要多喝开水或果汁，补充体内水分；不要让孩子吃辛辣的食物；要注意休息，室内温度以不感觉冷为佳，不宜过高。空气要新鲜，不在室内吸烟，以减少烟尘对孩子咽部的刺激。如果孩子伴有高热，要根据医嘱服用退热药。

慢性扁桃体炎，增强免疫力是关键

扁桃体炎一年发作 4 次以上，可诊断为慢性扁桃体炎。慢性扁桃体炎的病因是正气虚弱而热毒未尽，痰饮与瘀血相互结合在喉核所致。调理当以扶正祛邪，养阴利咽。

表现症状

慢性扁桃体炎表现为扁桃体肿大呈暗红色，表面凹凸不平，上面或有灰白色小点，舌腭弓及腭咽弓充血，下颌淋巴结肿大，容易反复发作。

孙德仁医案

推拿增强抵抗力，扁桃体炎不打搅

6 岁小女孩悦悦时常咽喉痛，医院诊断是急性化脓性扁桃体炎。平常她也常喊咽喉不舒服，还不时地清嗓子。一年之内，曾发作扁桃体炎 4 次。我认为孩子的扁桃体 4 次发病，就是因为存在慢性扁桃体炎。慢性扁桃体炎的主要表现就是喉咙干、痒，感觉喉咙里面有东西，不舒服，有时还会一阵阵咳嗽。

我给孩子做推拿调理，推三关 50 次，揉天突 100 次，捏脊 3 次，拿肩井 12 次。经过一个月的调理，症状得到了明显改善。

推三关

[取穴] 前臂桡侧，腕横纹至肘横纹成一直线。

[操作] 用拇指桡侧面或食指、中指、无名指三指从孩子腕推向肘，推 50 次。

[功效] 温阳散寒，调理慢性扁桃体炎。

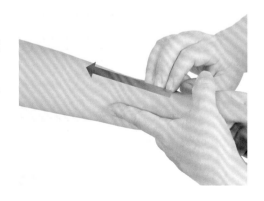

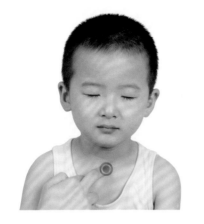

揉天突

[取穴] 颈下，前正中线，胸骨上窝中央。

[操作] 用中指指端按揉天突 100 次。

[功效] 利咽宣肺，缓解咽喉肿痛。

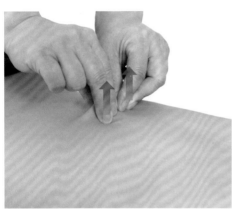

捏脊

[取穴] 后背正中，整个脊柱，从大椎或后发际至尾椎的一条直线。

[操作] 用拇指与食指、中指二指自下而上交替提捏孩子脊旁 1.5 寸处，叫捏脊。捏脊通常捏 3 ~ 5 遍，每捏三下将背脊皮肤提一下，称为捏三提一法。

[功效] 健脾和胃，强身健体。

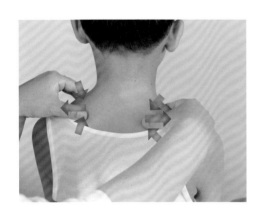

拿肩井

[取穴] 在大椎与肩峰（肩头）连线的中点，肩部筋肉处。

[操作] 用拇指与食指、中指相对用力提拿肩井 12 次。

[功效] 可疏通气血，增强体质。

反复感冒，加揉外劳宫、一窝风

孩子肺脾气虚，致反复感冒。表现为经常咽喉不利，时时咳痰清稀，神疲倦怠。应补益脾肺，利咽散结。可加揉外劳宫、揉一窝风。

按揉外劳宫

[取穴] 外劳宫位于手背中心，即手背与内劳宫的相对处。

[操作] 用拇指指端按揉孩子外劳宫100 次。

[功效] 健脾益肺，调理小儿感冒。

按揉一窝风

[取穴] 手背腕横纹正中凹陷处。

[操作] 用拇指指端按揉一窝风100 次。

[功效] 温中行气，疏风解表。

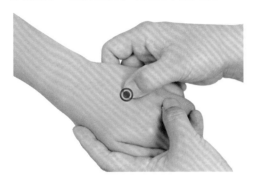
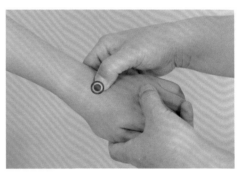

咽干口燥，加清心经、清肺经

这是因为心肺火盛，表现为频频清嗓，时有干咳，手足心热，舌质红而干。需要清心润肺，清咽利喉。

清心经

[取穴] 中指掌面指根到指尖成一直线。

[操作] 用拇指指腹从孩子中指根向指尖方向直推 100 次。

[功效] 清心火，退热。

清肺经

[取穴] 无名指掌面指尖到指根成一直线。

[操作] 用拇指指腹从孩子无名指指根向指尖方向直推 100 次。

[功效] 清肺热，宣肺利咽。

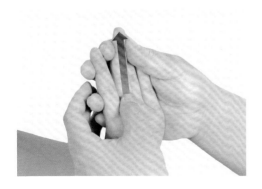
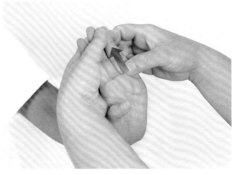

爸妈最关心的育儿问题

Q① 孩子的扁桃体总是发炎，有人建议干脆将扁桃体切除。您认为怎样呢？

A 不可取。切除扁桃体，是彻底消除了扁桃体发炎的隐患，但也丢失了它的免疫功能。没有扁桃体，病毒也可以侵入或依附到其他器官。所以关键不是切除扁桃体，而是增强身体的抵抗能力。其实，对于慢性扁桃体炎，只要坚持每天推拿，完全能够缓解症状，甚至彻底治好。

Q② 孩子得了急性扁桃体炎，饮食方面应该注意什么？

A 选择养阴润肺的食物，如银耳、白萝卜、雪梨等；饮食宜清淡，可选择吃乳蛋类等高蛋白食物，以及香蕉、苹果等富含维生素C的食物。不要给孩子吃油腻、黏滞和辛辣刺激的食物，如辣椒、大蒜、年糕、油条、炸鸡等。

Q③ 淡盐水漱口，对缓解扁桃体炎有帮助吗？

A 急慢性咽喉炎、扁桃体炎，都可以每天用淡盐水深漱口。盐水能杀菌，有消炎退肿的功效，有助于防治儿童扁桃体炎，简单易行。

④

孩子身体有哪些信
号，说明扁桃体可能
发炎了？

A 家长要学会观察孩子的咳嗽和大便。因为
肺阴虚，不滋润，影响宣发功能，就会干
咳；而肺与大肠相表里，肺阴不足也会累及大肠，
造成大肠蠕动减慢，出现大便干燥、便秘。这往
往是扁桃体发炎的早期信号。

⑤

家有扁桃体炎的孩
子，生活中应该怎
样护理？

A 得了扁桃体炎的孩子应注意休息，保持口腔
卫生，多喝开水。大人也要注意不要在有孩
子的室内抽烟，不要带孩子到影院、商场等人员
密集的公共场所。

⑥

调理小儿扁桃体
炎，有什么有效的
食疗方？

A 可取无花果 50 克入锅浓煎，冰糖适量调
味。早晚各 1 次分服，连服 3 ~ 7 天。可以
清热泻火，改善扁桃体炎引起的咽喉部位红肿。

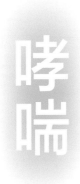

哮喘

按揉肺俞、定喘，
不让哮喘折磨孩子

哮喘是一种发作性的过敏性疾病，多在幼儿期起病，常有过敏史，由各种不同的过敏原引起。中医认为，脾、肺、肾三脏不足，尤其是先天禀赋不足，是哮喘发病的主要因素。推拿的主要目的是：健脾、宣肺、补肾。

表现症状

孩子的嗓子内会发出咝咝声，胸内会发出呼噜呼噜的声响；会出现呼吸困难，持续咳嗽。

按揉肺俞

[取穴]　背部，第3胸椎棘突下，旁开1.5寸，左右各一穴。

[操作]　用拇指指腹按揉孩子双侧肺俞穴100次。

[功效]　宣肺，止咳化痰。

按揉定喘

[取穴]　在背部，在第7颈椎棘突下，旁开0.5寸。

[操作]　用拇指指腹按揉孩子两侧定喘穴100次。

[功效]　止咳平喘、宣通肺气，对孩子支气管哮喘有调理作用。

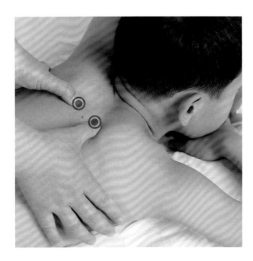

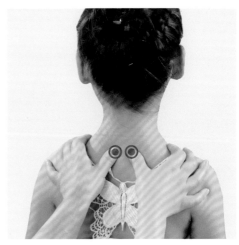

小儿寒喘，当祛寒止喘

小儿受寒也是引发哮喘的主要原因。有些孩子平时阳气不足，饮食生冷，再受到外界的寒湿邪气，或者吸入冷空气，这有可能引动体内伏痰。痰随气升，气因痰阻，痰气交阻，阻塞气道，就会发生哮喘。

表现症状

寒喘的宝宝一般喘急胸闷，形寒肢冷，伴有痰多白沫、鼻流清涕、面色淡白、舌淡红、苔白滑、小便色清。

孙德仁医案

寒喘，推拿可祛寒平喘

3岁的小虎，是个哮喘的"老病号"。经常是遇到寒冷天气就会发作，咳得很难受，呼吸急促，憋气，有时候喉咙里还发出呼噜呼噜的声音。我对小虎的妈妈说，孩子遇寒哮喘多是寒喘，调理寒喘关键在于温肺散寒。

我给孩子按揉外劳宫100次，推膻中50次，拿风池2分钟，拿肩井3次，并告诉小虎妈妈，回去坚持给孩子推拿这些穴位，每天早晚各推拿一遍，调理期间不给孩子吃生冷食物。这样，坚持调理一个月，孩子的寒喘症状明显改善了。

按揉外劳宫

[取穴]　手背，与内劳宫相对。

[操作]　用拇指指端按揉孩子外劳宫100 次。

[功效]　排出体内湿寒之气，化痰止咳。

推膻中

[取穴]　两乳头连线的中点。

[操作]　用拇指桡侧缘或食指、中指、无名指三指自孩子天突（胸骨上窝中央）向下直推至膻中 50 次。

[功效]　宽胸理气，化痰止咳平喘。

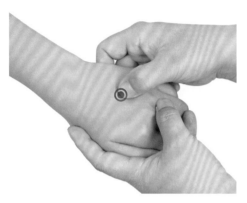

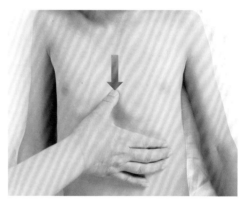

拿风池

[取穴]　后发际（颈项上部）两侧凹陷处。

[操作]　用拇食二指指腹相对用力按揉孩子两侧风池穴 2～3 分钟。

[功效]　宽胸理气，化痰平喘。

拿肩井

[取穴]　在大椎与肩峰（肩头）连线的中点，肩部筋肉处。

[操作]　用两手拇指与食指、中指相对用力提拿双侧肩井 3～5 次。

[功效]　可疏通气血，发汗止咳。

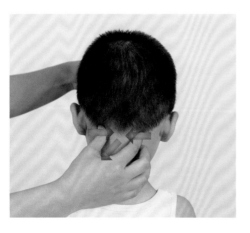

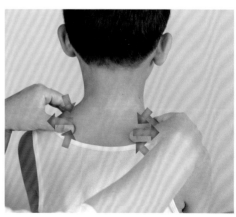

小儿热喘，清理胃肠积热

除寒喘外，孩子外感风热，感受风寒而化热，或者平时有阴虚的情况，多发为热性哮喘。推拿调理以清理胃肠积热为主。

表现症状

表现为咳嗽喘息，伴有小便发黄、便秘、发热面红、舌红苔黄、喜喝冷饮等。

清天河水、清肺经，清热平喘

一个3岁的孩子，患哮喘已经三个多月，先前一直打针、输液，但都不能彻底消除病根。这阵子好了，过一阵子又犯。经过诊断，我知道孩子是因为体内实火重，再加上外界的风寒感染而化热，就引发了哮喘。调理这种热喘，清热是关键。我给孩子清肺经、清天河水各100次，按揉一窝风100次，逆运内八卦50次。经过一段时间的调理，孩子的哮喘再没犯过。

清肺经

[取穴] 孩子无名指掌面指尖到指根成一直线。

[操作] 家长用拇指指腹从孩子无名指指根向指尖方向直推肺经100次。

[功效] 清泻肺热，止咳平喘。

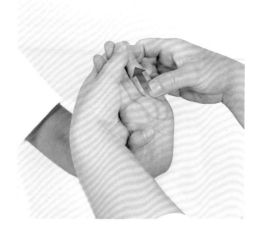

清天河水

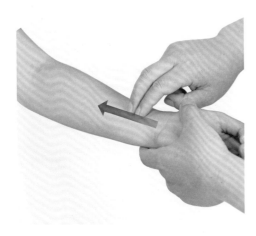

[取穴] 前臂正中，腕横纹至肘横纹成一直线。

[操作] 用食指和中指二指指腹自孩子腕部向肘部直推天河水 100 次。

[功效] 清泻肺火，除肺热。

按揉一窝风

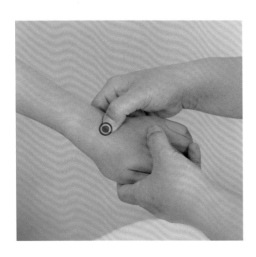

[取穴] 手背腕横纹正中凹陷处。

[操作] 用拇指指端按揉一窝风 100 次。

[功效] 宣通表里，行气止喘。

逆运内八卦

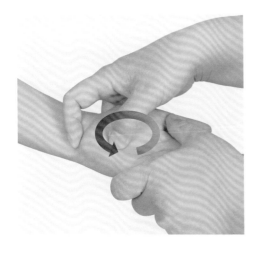

[取穴] 手掌面，以掌心为圆心，从圆心到中指指根横纹的 2/3 为半径所做的圆。

[操作] 用拇指指端沿入虎口方向逆运内八卦 50 次。

[功效] 宽胸利膈，理气平喘。

小儿虚喘，补肺肾能平喘

虚喘指的是孩子因气虚而哮喘。虚喘，不仅跟肺有关系，还跟肾有关系。中医认为，不伤肺则不咳，不伤肾则不喘。因为小儿肺娇嫩、肾常虚，易发生咳喘，调理以补肺肾为主。

表现症状

宝宝哮喘反复，呈持续发作状态；咳痰无力、气短声低、行动吃力；口唇、指甲发紫。

补脾经、补肺经、补肾经、捏脊，宝宝体力足不咳喘

辉辉3岁7个月大，有1年的哮喘病史，经常会由感冒诱发哮喘，平时偶有咳嗽。这孩子不喜欢活动，怕冷，稍一活动就出汗，饭量少，大便稀溏。就诊时发现，辉辉呼吸短浅，面色苍白、没有光泽，舌淡苔薄，脉缓无力。确诊为虚喘，属脾肺肾不足，需要健脾益气、补肾固本。我给孩子补脾经100次，补肺经100次，补肾经50次，捏脊3遍。每周连续推拿3遍，1个月为1个疗程。1个疗程结束后，辉辉不再咳嗽，呼吸比之前有力，饭量有所增加，面色红润很多。坚持推拿3个月，辉辉哮喘未再发作，呼吸深而有力，面色红润有光泽。

补脾经

[取穴] 拇指桡侧缘指尖到指根成一直线。

[操作] 用拇指指腹从孩子拇指尖向指根方向直推100次。

[功效] 强健脾胃，补虚平喘。

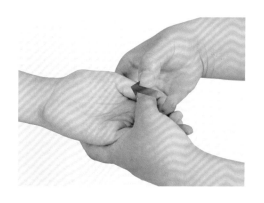

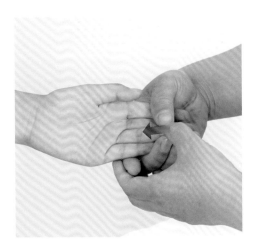

补肺经

[取穴] 孩子无名指掌面指尖到指根成一直线。

[操作] 用拇指指腹从孩子无名指指尖向指根方向直推肺经100 ~ 300次。

[功效] 补益肺气，化痰止咳平喘。

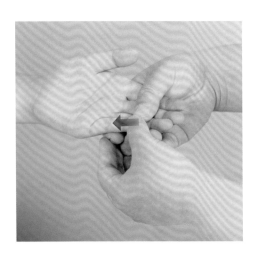

补肾经

[取穴] 小指掌面指尖到指根成一直线。

[操作] 用拇指指腹从孩子小指尖向指根方向直推肾经50次。

[功效] 可补肾固本，平喘健体。

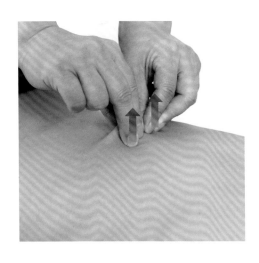

捏脊

[取穴] 后背正中，整个脊柱，从大椎或后发际至尾骨的一条直线。

[操作] 用拇指与食指和中指二指自下而上提捏孩子脊旁1.5寸处，叫捏脊。捏脊通常捏3 ~ 5遍，每捏三下将背脊皮肤提一下，称为捏三提一法。

[功效] 促进脾胃运化，强身健体。

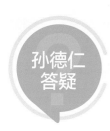

孙德仁答疑

爸妈最关心的育儿问题

家长怎样判断自己的孩子得了支气管哮喘?

A 观察孩子有没有出现反复发作性的喘息、气促、胸闷、咳嗽等症状,是不是在夜间和清晨病情加重;发作前有没有出现如流涕、打喷嚏、鼻塞、鼻痒、咽部不适、流泪等先兆症状。

有什么中药贴敷的方法可以改善小儿哮喘?

A 麻黄、干姜、肉桂各3克,细辛1.5克,生天南星2克,共研成细末,装入瓶中备用。每次取2克,稍加食醋调成糊状,于睡觉前贴敷在孩子双脚涌泉穴,外面用纱布固定,每晚1次,第二天早晨取下。

有哮喘的孩子,日常饮食要注意什么?

A 有哮喘的孩子,日常饮食应当清淡,不吃甜食和生冷、刺激性食物,忌海鲜如虾、蟹等发物,少吃致敏的水果如杏、杧果、榴梿等。哮喘发作时,饮食宜选择营养丰富、易消化的食物,饮食适量,可少食多餐。要供给充足的水分,促进痰液排出。

哮喘发作时,家长如何护理可以改善孩子的呼吸状况?

A 哮喘发作时,采取半卧位,将孩子肩部稍稍抬高,可将手心轻轻叩击背部,指导孩子进行深呼吸,鼓励其咳嗽、排痰,改善呼吸。

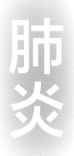

肺炎

小儿冬春季最容易感染肺炎

肺炎是小儿常见病，3岁以内的婴幼儿在冬春季患肺炎较多，肺炎可由病毒或细菌引起。肺炎起病可缓可急，一般多在上呼吸道感染后数天至一周发病。

表现症状

孩子有不同程度的发热、咳嗽、呼吸急促、呼吸困难等。

孙德仁医案

清肺经、推三关，治好了孩子的肺炎

有一个患肺炎的小女孩，体温达到 39℃。家长带她到医院输液，虽暂时得到缓解，但过几天又开始发热。女孩到我这里，我的首要任务就是把她的体温降下来。我先给她清肺经 100 次、推三关 100 次、退六腑 50 次、揉肺俞 100 次。推拿完后，小女孩的体温恢复了正常。我让小女孩的妈妈经常帮孩子做这样的推拿，孩子的体质逐渐增强了，再没被肺炎盯上。

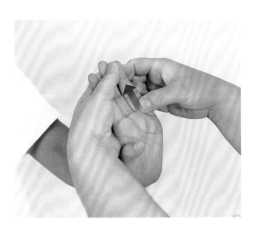

清肺经

[取穴] 孩子无名指掌面指尖到指根成一直线。

[操作] 家长用拇指指腹从孩子无名指指根向指尖方向直推肺经 100 次。

[功效] 宣肺清热，疏风解表，化痰止咳。

推三关

[取穴]　前臂桡侧（拇指侧），腕横纹
　　　　至肘横纹成一直线。

[操作]　用拇指桡侧面或食指、中指、
　　　　无名指三指从孩子腕推向肘，
　　　　推100次。

[功效]　补虚散寒，用于孩子气血虚弱
　　　　导致的感冒、肺炎等病症。

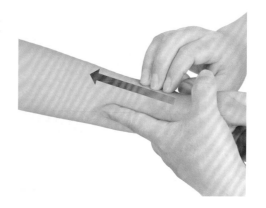

退六腑

[取穴]　前臂尺侧（小指侧），腕横纹
　　　　至肘横纹成一直线。

[操作]　用拇指指腹或食指、中指二指
　　　　指腹沿着孩子的前臂尺侧，从
　　　　肘横纹处推向腕横纹处，操作
　　　　50次。

[功效]　清热、凉血、解毒。可以迅速
　　　　击退肺炎引起高热。

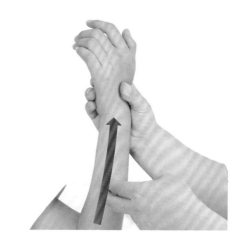

按揉肺俞

[取穴]　背部，第3胸椎棘突下，旁开
　　　　1.5寸，左右各一穴。

[操作]　用拇指指端按揉孩子双侧肺俞
　　　　穴100次。

[功效]　调肺气，补虚损，止咳化痰。

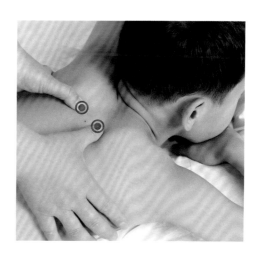

风寒型肺炎，宜解表散寒

中医认为，风寒闭肺和风热闭肺都会引发小儿肺炎。由外感风寒侵袭肺部，致使肺气不通畅引起的肺炎为风寒型肺炎，宜用宣肺化痰推拿疗法。

表现症状

宝宝表现为发热、怕冷、咳嗽、呼吸气粗且急、痰稀、苔薄而白、脉浮紧。

风寒袭肺，清肝经、清肺经、运内八卦

晨晨3天前出现发热、咳嗽带白痰、鼻塞、没有食欲、大便偏干、小便发黄，去医院医生诊断为肺炎。妈妈带他找我调理，我发现晨晨体温39℃，咳嗽，精神略差，舌红苔薄黄，脉浮数。确认是由于风寒袭肺引起的肺炎，调理以疏风散寒、宣肺止咳为主。

我给孩子清肝经、清肺经各100次，顺运内八卦50次。经过2次推拿，晨晨不再发热、流鼻涕，咳嗽、咳痰减轻，再加推四横纹100次。推拿5遍后晨晨的精神和食欲都好转了。继续推拿3天，晨晨的不适症状消失了。

● 专家提醒 ●

小儿肺炎多发于婴幼儿，年龄越小，发病率越高。因此，对于此病应谨慎处理，建议将推拿作为辅助治疗或调理方式。

清肝经

[取穴]　食指掌面指根到指尖成一直线。
[操作]　用拇指指腹从孩子食指根向指尖方向直推 100 次。
[功效]　清肝泻火，降气化痰。

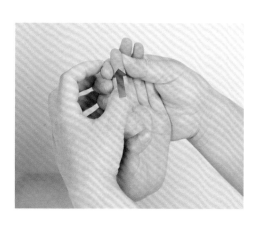

清肺经

[取穴]　孩子无名指掌面指尖到指根成一直线。
[操作]　用拇指指腹从孩子无名指指根向指尖方向直推肺经 100 次。
[功效]　宣肺止咳，顺气化痰。

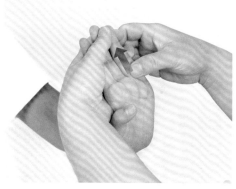

顺运内八卦

[取穴]　手掌面，以掌心为圆心，从圆心到中指指根横纹的 2/3 为半径所做的圆。
[操作]　用拇指指端沿出虎口方向运内八卦 50 次。
[功效]　健脾，祛痰。

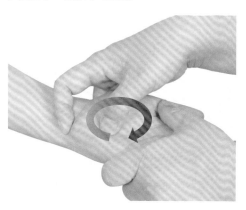

推四横纹

[取穴]　食指、中指、无名指、小指掌侧近端指关节处。
[操作]　将孩子左手四指并拢，以拇指端桡侧面着力，从食指横纹推向小指横纹，操作 100 次。
[功效]　健脾和胃，消食化痰。

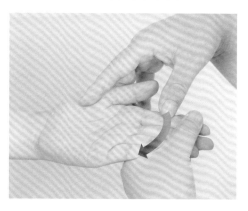

风热型肺炎，疏散风热有良效

风热型肺炎多因风热袭肺引起，推拿调理宜用清热化痰法。

表现症状

宝宝发热不怕冷、咳嗽气急、口渴痰稠、舌红、苔薄而黄等。

风热型肺炎，宜清肺化痰

5岁的小女孩婷婷，有一次发热，且咳嗽伴有黄痰。奶奶带她到医院做了咽拭子检测和胸部X线拍片检查，被诊断为小儿支原体肺炎。医院给开了阿奇霉素静脉点滴治疗，但随即孩子就出现了恶心、呕吐、食欲减退、高热等症状。这是怎么回事呢？就是肺热闹的，浓痰堵塞了呼吸道，肺泡缺氧严重，炎症无法消除。奶奶急得没有办法，我劝老人不要着急，小儿推拿就能解决这种麻烦。

我给孩子清肺经、清天河水、清大肠各100次，用这些手法清泄掉孩子肺和大肠里多余的热。再推揉足部止咳穴100次，用以清热镇咳。每天调理2遍，经过三天的调理，症状减轻了许多。

● 专家提醒 ●

推拿时要密切观察宝宝的精神状况，痰液的颜色、性状等。如出现高热等情况一定要及时送医，以免延误病情。

清肺经

[取穴] 孩子无名指掌面指尖到指根成一直线。

[操作] 用拇指指腹从孩子无名指指根向指尖方向直推肺经 100 次。

[功效] 宣肺平喘，顺气化痰。

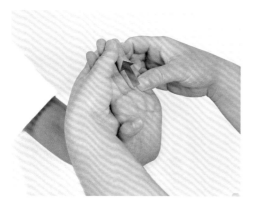

清天河水

[取穴] 前臂掌侧正中，腕横纹至肘横纹成一直线。

[操作] 用食指和中指二指腹自孩子腕部向肘部直推天河水 100 次。

[功效] 清热解表、清肺热。

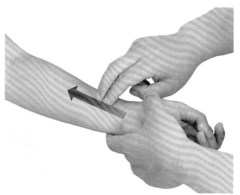

清大肠

[取穴] 食指桡侧缘，从食指端到虎口的一条纵向连线。

[操作] 用拇指指腹从孩子虎口直推向食指尖 100 次。

[功效] 清热泻火，通利大便以清肺热。

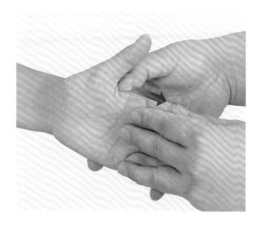

推揉止咳穴

[取穴] 位于足背，足大趾跖骨外侧，行间穴（在足背，第一、第二趾间，趾蹼缘后方赤白肉际处）与太冲穴（足背侧，第一、二跖骨结合部之前凹陷处）成一带状区。

[操作] 用拇指指腹推揉止咳穴 100 次。

[功效] 调理肺热引起的咳嗽。

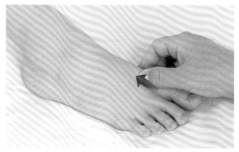

痰热型肺炎，清肺排痰效果好

痰热型肺炎，主要由邪犯气道，致肺经实热、生痰，痰与热相结合，使痰热阻于肺部引起。推拿调理，首先要清肺化痰。

表现症状

宝宝痰黄且稠，伴有痰鸣，高热面红、呼吸气粗、舌红苔黄腻。

清肺经

[取穴]　孩子无名指掌面指尖到指根成一直线。

[操作]　用拇指指腹从孩子无名指指根向指尖方向直推肺经100次。

[功效]　宣肺平喘，顺气化痰。

退六腑

[取穴]　前臂尺侧（小指侧），腕横纹至肘横纹成一直线。

[操作]　用拇指指腹或食指和中指二指指腹沿着孩子的前臂尺侧，从肘横纹处推向腕横纹处，操作50次。

[功效]　清热、排痰。

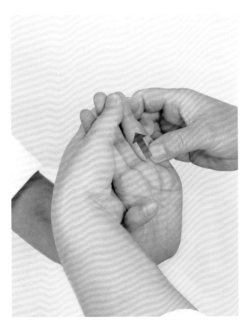

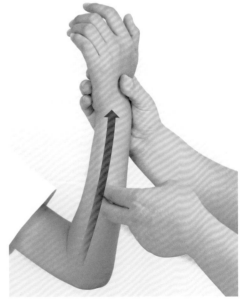

爸妈最关心的育儿问题

什么样的孩子容易得肺炎？

A 一是年龄小的孩子。身体还非常稚嫩，免疫系统没有发育好，从母体中带来的保护抗体耗尽了，容易受到外邪的侵犯而发病。二是患有一些慢性病的孩子，比如贫血、先天性心脏病，这些孩子往往免疫力低下，特别容易患包括肺炎在内的各种感染性疾病。三是 3 岁以上、脾肺虚弱的孩子，并没有什么疾病，却是肺炎的"易感人群"，这种孩子的身体素质比较差，需要强健体质。

给孩子饮水，能够有效预防肺炎吗？

A 给孩子适当饮水，可有效预防肺炎。如 1 岁的孩子，体重约 10 千克，每天吃奶、喝粥、饮水等总量在 800 ~ 1000 毫升（大约 5 茶杯），就可满足孩子一天对水的需求。

孩子肺炎调理期，家长应该做哪些生活护理？

A 每天早晚用棉签蘸温水清洁孩子鼻腔。用温水洗净脸、手及臀部；穿衣盖被不要太厚，过热会使孩子气喘加重，从而加重呼吸困难。

小儿肺炎发热，需要立即退热吗？

A 大多数患小儿肺炎的孩子都有发热症状，如果孩子体温在 38℃以下，通常对孩子的健康不会有威胁，因此不需要特别积极地去退热。但如果体温超过 38℃，并且是持续性发热，就必须要给孩子降温。

腹部冷痛、手脚冰凉，用推拿暖腹止痛

要问儿科医生，最怕什么病，一多半都会说"最怕孩子肚子痛"。差不多所有的小孩都曾经喊过肚子痛，但要明确腹痛的原因，往往比较困难。对于小儿腹痛，家长可能首先怀疑"是不是着凉了"？的确，受凉是引起腹痛的一个重要原因。

腹部受凉，会使寒邪凝结在胃肠，使气机凝滞，不通则痛。许多孩子晚上睡觉时吹空调，第二天就会出现肚子痛的情况，如果用暖水袋敷一下，肚子暖和过来，疼痛就会缓解。

表现症状

腹痛隐隐不止，腹部怕冷喜暖，同时伴有手脚冰凉、形体消瘦。多因脾胃虚寒引起，调理以温脾止痛为主。

补脾经、揉中脘、摩腹，肚子痛轻松除

有个 3 岁的小男孩，夏天和爸爸妈妈一起在空调房里生活。有一天晚上洗完澡，小家伙说肚子痛，紧接着还放了两个臭屁。我判断，男孩是因为吹空调肚子受了凉，引起消化不良才肚子痛的。我给孩子补脾经 100 次，揉中脘 50 次，顺时针、逆时针摩腹各 50 次。孩子的肚子痛得到了很好的控制。

补脾经

[取穴] 拇指桡侧缘指尖到指根成一直线。

[操作] 用拇指指腹从孩子拇指尖向指根方向直推 100 次。

[功效] 补脾经可以温暖脾胃，调理孩子因脾胃虚寒导致的腹痛。

揉中脘

[取穴] 肚脐直上 4 寸处。

[操作] 用掌根或者用食指、中指、无名指三指并拢按顺时针方向揉孩子中脘穴 50 次。

[功效] 揉中脘可以调治孩子脾胃虚寒引起的腹痛。

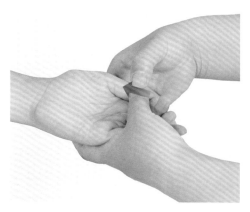

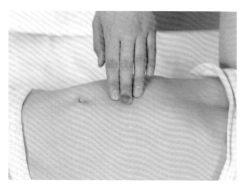

摩腹

[取穴] 孩子肚腹部。

[操作] 将手掌放在孩子腹部，顺时针方向摩腹 50 次，再逆时针方向摩腹 50 次。

[功效] 摩腹有健脾益胃的功效，可以帮助孩子消化。主治孩子腹痛、腹泻等。

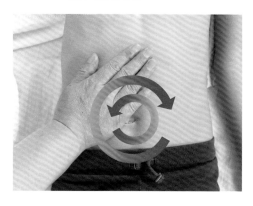

扫一扫，看视频

● 专家提醒 ●

调理孩子受凉腹痛，以温运健脾为主。平常应吃一些健脾暖胃的食物，如山药、大枣等。同时要注意节制饮食，不能暴饮暴食，不吃过多寒凉之物，也不能吃太油腻和不易消化的食物。

肚脐周围痛，可能是蛔虫在作祟

有些家长不注重孩子的饮食卫生，孩子吃了沾有蛔虫卵的食物，就会造成体内出现虫积。虫积会导致孩子出现腹痛、腹胀、缺乏食欲等症状。如果不及时治疗虫积，还会导致人体出现消瘦的现象。推拿调理以安蛔、止腹痛为主。

表现症状

虫积引起腹痛的孩子有一个很大的特点就是脐周痛，时痛时止，喜欢吃东西但面黄肌瘦，睡时咬牙。如果带孩子去医院做大便化验，就能看见蛔虫卵。这种情况先给孩子吃驱虫药，然后坚持做推拿调理身体。

按揉一窝风

[取穴] 手背腕横纹正中凹陷处。
[操作] 用拇指指端按揉一窝风 100 次。
[功效] 行气通络，温中止痛。可调理虫积引起的腹痛。

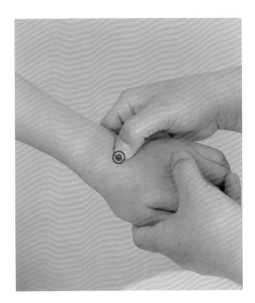

拿肚角

[取穴] 脐下 2 寸、旁开 2 寸左右的大筋（粗大的肌腱或韧带）上。
[操作] 用两手拇指和食指、中指二指相对用力拿捏肚角 3 次。
[功效] 安蛔，止腹痛。

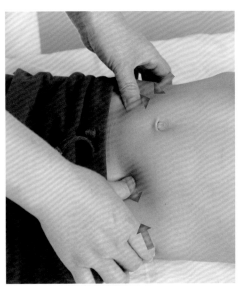

推拿三个穴位，从根上防治腹泻

有一些孩子爱拉肚子，到医院检查也很难查出病因，这常令家长手足无措。中医认为，孩子脾虚，运化不好，就容易餐后腹泻。这样，营养物质不能被消化吸收，孩子的生长发育会受到很大影响，不但瘦弱，面色不好，个头也矮，智力发育也受影响。若将脾胃调理好，孩子就会精神许多。

表现症状

经常腹泻的孩子，往往面色发黄，瘦小，肌肉松、不结实，手脚冰凉，精神状态不佳。腹泻多发生在吃饭之后，症状时轻时重，反复发作，也没有明显诱因，这种腹泻往往是脾虚造成的。

孙德仁医案

孩子脾虚腹泻，补脾经，按揉神阙、足三里

一次，有位家长带着一个6岁的小男孩来找我看病。这孩子经常拉肚子，便样呈黄色，颜色浅，不成形，很稀。这是因为这个孩子的脾胃不好，吃下去的食物没有经过脾胃充分的消化和吸收，匆匆从胃肠里走了一遍就被排出了体外。

妈妈说，孩子拉肚子有一个多月了，经常是吃完了饭就去拉，有时候轻，有时候重。孩子刚开始腹泻是因为伤食，这时孩子还不会脾胃虚，但泻上一个多月，脾胃就会虚弱。孩子的饭量也会一天天减少，脸慢慢变黄，身体也开始消瘦，这就是脾虚腹泻的表现。这时候治腹泻还是要健脾。我给孩子补脾经100次，按揉神阙2分钟，按揉足三里50次，每天早中晚各操作1遍。坚持调理了三个月，孩子脾虚腹泻得到了很大改善。

补脾经

[取穴] 拇指桡侧缘指尖到指根成一直线。

[操作] 用拇指指腹沿孩子拇指桡侧缘从指尖向指根方向直推100次。

[功效] 强健脾胃，防止腹泻。

按揉神阙

[取穴] 肚脐中心。

[操作] 将除拇指外的四指并拢，放在孩子神阙穴上，按揉神阙1～3分钟。

[功效] 温阳散寒、补益气血、健脾和胃，调理孩子脾胃虚弱引起的腹泻。

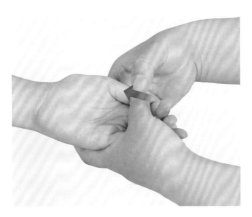

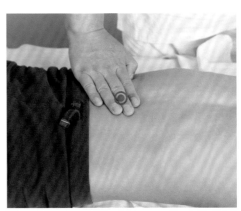

按揉足三里

[取穴] 外膝眼下3寸，胫骨旁开1寸处，左右各一穴。

[操作] 用拇指指腹按揉足三里50次。

[功效] 健脾消食，调理腹泻。

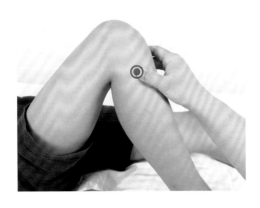

● 专家提醒 ●

儿童的体温调节功能未发育成熟，且体型瘦弱的孩子缺少皮下和腹部脂肪的保温层，所以很容易着凉，导致大便次数增加。所以要注意给孩子的肚子保暖。睡觉时，不要让孩子的肚脐裸露出来。

大便清稀、肚子咕噜噜响，散寒能止泻

孩子脾胃虚寒也会导致腹泻，这就是所谓的寒泻，通常表现为一天多次腹泻，排水样便。出现这种情况，家长不要慌张，用推拿手法就可以祛寒止泻。

表现症状

因为外出玩耍或天气转凉没及时加衣等外因，导致腹部受凉，伴肠鸣腹痛，大便清稀、有泡沫或呈绿色，有的孩子还会有发热症状。

孙德仁医案

风寒泻，推拿穴位解表散寒

娟娟3岁，这几天肚子受凉了，每天大便4～5次，排泄物像水一样，有很多泡沫，还含有不消化食物，气味腥臭。这孩子还一直说肚子疼，流鼻涕、打喷嚏。医生给娟娟做体检时，可听到明显的肠鸣音，伴低热，舌红苔薄白。查便常规无异常，确诊为风寒泻。

我给孩子按揉一窝风、补大肠、揉外劳宫、摩腹各100次。连续推拿3天，并调整饮食，忌食生冷、油腻等不易消化食物，娟娟的腹泻明显减轻，继续推拿2天后，腹泻完全好了。

按揉一窝风

[取穴] 手背腕横纹正中凹陷处。
[操作] 用拇指指端按揉一窝风100次。
[功效] 温阳散寒，行气止痛。

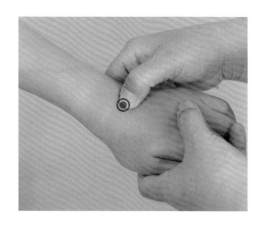

补大肠

[取穴]　食指桡侧缘，从食指指端到虎口的一条纵向连线。

[操作]　用拇指指腹从孩子食指尖直推向虎口 100 次。

[功效]　调理大肠，涩肠止泻。

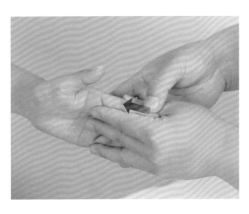

揉外劳宫

[取穴]　手背，与内劳宫相对（内劳宫位于掌心，屈指时中指、无名指之间的点）。

[操作]　用拇指指端按揉孩子外劳宫100 次。

[功效]　温阳散寒，发汗退热。

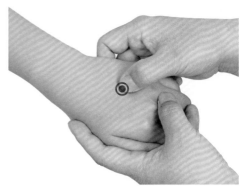

摩腹

[取穴]　孩子肚腹部。

[操作]　将手掌放在孩子腹部，顺时针方向摩腹 50 次，再逆时针方向摩腹 50 次。

[功效]　摩腹有健脾暖胃的功效，可以调理孩子寒泻。

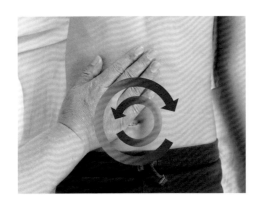

● 专家提醒 ●

推拿调理期间要注意补充水分，保暖，不要让腹部再次受寒。

便水腥臭、尿少色黄，清湿热就能调

湿热腹泻是肠道感染中最常见的类型，多发于夏秋之交。主要因环境中的湿热疫毒之气侵及肠胃，大肠传导和转化食物糟粕的功能失常而发生腹泻。一般采用解表化湿、理气和中的推拿疗法。

表现症状

孩子出现身热、肛门红、大便稀薄如水样或蛋花汤样、便带有腥臭味、尿少色黄的症状，则应考虑是湿热泻。

孩子湿热泻，健脾祛湿效果佳

贝贝今年2岁，突然无明显诱因出现腹泻。大便稀如水，甚至喷射样排出，带有少许黏液，偶有血丝。时有烦躁哭闹，食欲缺乏，不思饮食。我观察贝贝精神一般，小便少且黄，舌红苔黄腻，确诊为湿热泻。

我给贝贝清胃经100次，清天河水200次，清大肠100次。贝贝经过推拿，连续调理2天后，大便次数明显减少，且大便逐渐成形。继续调理3天后不再腹泻，复查便常规显示正常。

● 专家提醒 ●

腹泻期间，要给孩子吃清淡、易消化的食物；腹泻停止后，让孩子少量吃比较软的食物。

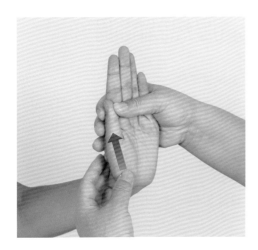

清胃经

[取穴]　拇指第一掌骨桡侧缘。
[操作]　用拇指指腹从孩子大鱼际外侧
　　　　　缘掌根处直推向拇指根 100 次。
[功效]　清热利湿，止泻。

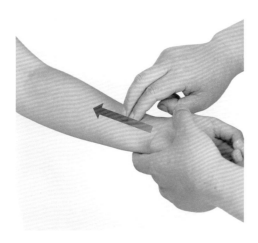

清天河水

[取穴]　前臂掌侧正中，自腕横纹至肘
　　　　　横纹成一直线。
[操作]　用食指和中指二指指腹自腕
　　　　　向肘推 100 ~ 300 次，叫清
　　　　　天河水。
[功效]　祛除风寒表热，解表化湿。

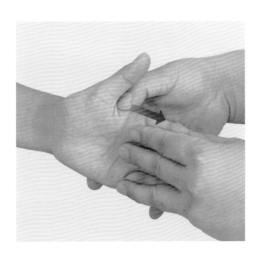

清大肠

[取穴]　食指桡侧缘，从食指指端到虎
　　　　　口的一条纵向连线。
[操作]　用拇指指腹从孩子虎口直推向
　　　　　食指尖 100 次。
[功效]　清热泻火，利湿止泻。

腹胀口臭、大便稀，调补脾胃就见效

以前每当节假日过后，医院里伤食泻的孩子往往排成了长队。现在生活条件越来越好，伤食泻的孩子就更多了，一年四季随时都有不少。为啥孩子会伤食泻呢？元代大医朱丹溪在《丹溪心法·泄泻》中告诉我们："伤食泻，因饮食过多，有伤脾气，遂成泄泻。"简单说就是，吃太多，吃伤了。

表现症状

伤食型腹泻的孩子，闹肚子的同时往往伴随消化不良。他们往往都会觉得腹胀，胃口不好，不想吃东西，还有口臭。因为腹泻前会肚子痛，所以孩子可能哭闹不安，解完大便以后，腹痛会减轻，孩子也就不再哭闹了。孩子的大便酸臭黏腻，如果是小婴儿，大便中还可以看到没有消化的奶瓣。这种类型的腹泻，推拿调理需要消食和中。

清胃经

[取穴] 拇指第一掌骨桡侧缘。
[操作] 用拇指指腹从孩子大鱼际外侧缘掌根处直推向拇指根 100 次。
[功效] 和胃降逆，清胃火。

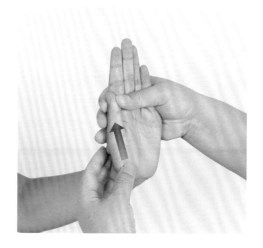

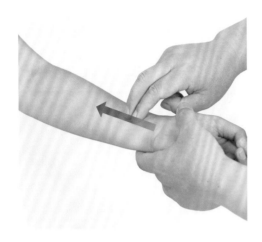

清天河水

[取穴] 前臂正中，自腕横纹至肘横纹成一直线。

[操作] 用食指和中指二指指腹自腕向肘推 300 次，叫清天河水。

[功效] 清脾胃之火。

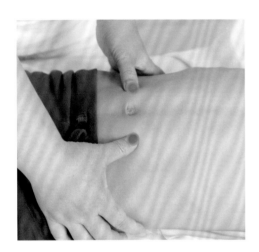

揉天枢

[取穴] 肚脐旁开 2 寸，左右各一穴。

[操作] 用食指或拇指指腹揉双侧天枢穴 100 次。

[功效] 疏调大肠，理气助消化，主治孩子腹胀、腹泻。

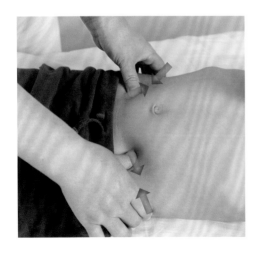

拿肚角

[取穴] 脐下 2 寸、旁开 2 寸的大筋（粗大的肌腱或韧带）上。

[操作] 用两手拇指和食指、中指二指相对用力拿捏肚角 3 次。

[功效] 止腹痛特效穴。

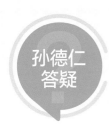
爸妈最关心的育儿问题

孩子发生什么样的腹泻需要到医院治疗？

A 孩子有持续时间超过半小时的严重腹部疼痛，在腹泻后仍未减轻；孩子不能进食，频繁呕吐；3 天内病情不见好转，频繁排稀水样便等。出现这些情形需要到医院诊治。

添加辅食后，孩子经常拉肚子怎么办？

A 这可能是由于辅食添加量和品种不当引起的。给孩子添加辅食，量要由少到多，品种不要太多，先添加米汤、米粉、蔬果泥等，慢慢等孩子肠胃适应后再添加其他的，不要着急，不能让孩了吃多了。开始添加辅食一次只尝试一种食材，确认不过敏后再放心食用。首先从饮食上调整，千万不要盲目给孩子服药。

平时在生活中，如何避免孩子的脾胃受到损伤？

A 孩子的脾胃还没有发育完全，如果常吃寒凉的食物就容易导致脾胃虚弱，引起腹胀、腹泻。
很多爸爸妈妈怕孩子吃不饱，一个劲儿地喂孩子，这样很容易伤害孩子脾胃。

有什么食疗的方法可以止小儿寒泻？

A 有中医古籍介绍吃炒黄面止寒泻的效果也很好。具体做法是将面粉炒黄，调糊喂小儿，一天三次，具体用量多少根据孩子年龄、食量而定，一般 1 岁以上小儿一次用量 10 ~ 15 克，加入红糖 3 ~ 5 克，和开水 10 ~ 15 毫升调糊即可食用。年龄小者酌减，三两天小儿腹泻就能痊愈。需要注意，1 岁以内孩子不能吃糖。

动不动就便秘，清大肠效果佳

由于小儿的脾胃功能本来比较虚弱，很容易遭受外邪侵袭。外邪积结脾胃，就会影响胃肠的蠕动功能，时间长了就会便秘。帮孩子调理便秘，推拿是简单有效的方法。

表现症状

孩子持续2周或2周以上排便困难、大便秘结不通、排便时间延长。

经常便秘的孩子，捏捏小手来清火通便

有一个2岁的小女孩，让爸爸妈妈发愁的是排便问题，孩子有时候两三天都不大便，每次想大便时都要费很大劲，拉出来的大便很硬，像麻花似的，家人不敢随便用药，问我孩子是不是上火了，应该怎么办。

我问了孩子的饮食情况，孩子妈妈说她不爱喝水，不怎么吃蔬菜水果，就喜欢吃肉、吃零食，这明显是饮食不合理导致胃肠积热而引发便秘。推拿调理，应以清肠胃之火为主，我给孩子清大肠经100次，并教孩子的妈妈学会这个推拿手法，每天早晚各给孩子推拿大肠经100次。经过一个月的调理，孩子便秘的症状得到很好的改善。

清大肠

[取穴] 食指桡侧缘，从食指端到虎口的一条纵向连线。

[操作] 用拇指指腹从孩子虎口直推向食指尖100次。

[功效] 清利肠腑，调理便秘。

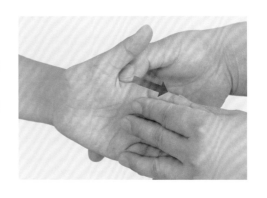

大便干、小便黄，平肝、清胃、润肠

小儿的便秘，通常分为两种情况：实秘和虚秘。实秘多因饮食不当、胃肠燥热引起；虚秘多由脾肺虚弱引起。对于孩子因饮食不当、胃肠燥热引起的便秘，调理以泻热通便为主。平时给孩子经常做做推拿，有助于缓解便秘。

表现症状

大便干结，如羊粪状，排便吃力，伴随腹胀、烦躁、口臭、尿黄、舌苔黄。

怎样判断孩子是不是便秘

观察重点	孩子表现
大便的次数	孩子大便的次数比平时减少，尤其是 3 天以上都没有大便
大便的量及质地	大便量少，发硬，颜色发黑或者发灰，像羊粪粒
孩子的食欲	吃得比原来少，没胃口，甚至呕吐
是否腹胀	肚子胀，敲肚子有打鼓似的咚咚声，有时孩子会喊肚子痛
排便时是否费力	排便时会显得很费力，小脸憋得通红，甚至会导致肛裂出血

清肝经

[**取穴**] 食指掌面指根到指尖成一直线。

[**操作**] 用拇指指腹从孩子食指根向指尖方向直推 100 次。

[**功效**] 清肝火，防便秘。

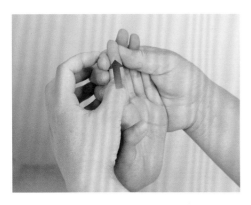

清胃经

[**取穴**] 拇指第一掌骨桡侧缘。

[**操作**] 用拇指指腹从孩子大鱼际外侧缘掌根处直推向拇指根 100 次。

[**功效**] 清胃热，缓解便秘。

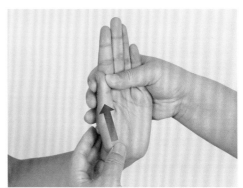

退六腑

[**取穴**] 前臂尺侧，腕横纹至肘横纹成一直线。

[**操作**] 用拇指指腹或食指、中指二指指腹沿着孩子的前臂尺侧，从肘横纹处推向腕横纹处，操作 50 次。

[**功效**] 清胃肠积热。

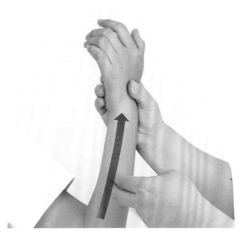

清大肠

[**取穴**] 食指桡侧缘，从食指指端到虎口的一条纵向连线。

[**操作**] 用拇指指腹从孩子虎口直推向食指尖 100 次。

[**功效**] 清利肠腑，调理便秘。

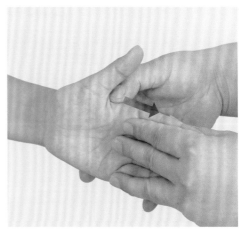

排便困难、面白，增强脾胃运化

宝宝脾胃虚弱也容易引起便秘，因为脾胃虚，运化水谷精微的能力就会变差，所以造成排便困难。推拿调理以增强脾胃运化能力为主。

表现症状

面色发白，平时气短神疲、便后乏力，精神状态差，常有便意，排便时间延长，但排便乏力，用力汗出，大便性状不干硬。

孙德仁医案

脾虚便秘，需强健脾胃

4岁的健健平时2天大便一次，最近突然好几天才大便一次，妈妈不放心，带他来找我，我一问才知道这两天他吃了很多肥腻的食物，所以解大便困难、乏力，时有恶心、呕吐之感，食欲缺乏。我给健健检查后发现，健健面色发白，精神状态不佳。属于脾虚便秘，推拿调理以增强脾胃运化能力为主。

我给孩子补脾经100次，按揉外劳宫100次，捏脊5遍。经过推拿，促进其定时排便。2天后，健健顺利排便，继续推拿5天后，大便情况、大便性状都有明显变化。继续巩固推拿3天后，健健便秘的症状消失了。

> ● 专家提醒 ●
>
> 每天尽量让孩子在同一时间排便，养成定时排便的习惯。

补脾经

[取穴] 拇指桡侧缘指尖到指根成一直线。

[操作] 用拇指指腹从孩子拇指尖向指根方向直推 100 次。

[功效] 增强脾胃运化能力，促进排便。

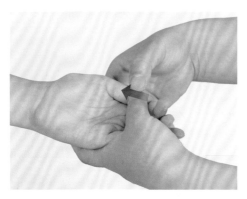

按揉外劳宫

[取穴] 手背，与内劳宫相对。

[操作] 用拇指指端按揉孩子外劳宫 100 次。

[功效] 温煦下焦，促进排便。

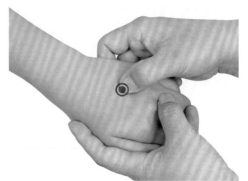

捏脊

[取穴] 后背正中，整个脊柱，从大椎或后发际至尾骨的一条直线。

[操作] 用拇指与食指、中指二指自下而上提捏孩子脊旁 1.5 寸处，叫捏脊。捏脊通常捏 3 ~ 5 遍，每捏三下将背脊皮肤提一下，称为捏三提一法。

[功效] 补益脾胃，加强气血生化之源。

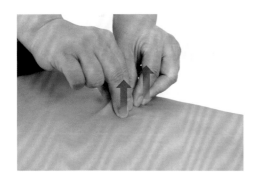

◆ 专家提醒 ◆

孩子缺乏运动也容易导致便秘。因此，家长要保证孩子每日有一定的活动量。对于还不能独立行走、爬行的小宝宝，家长要多抱抱他，或给他揉揉小肚子。会走会跑了以后，家长可以引导孩子多做些散步、跑、跳之类的有氧运动。

在手心画圈，可治好腹胀便秘

孩子便秘以后最常见的表现就是腹胀，原因很简单，身体里面属于糟粕一类的东西不能排出去，留在肚子里，孩子当然会觉得肚子胀，胃口不好。反过来看，孩子胃口差，吃得少，脾胃功能弱了，便秘的情况也就不会得到改善。所以，便秘和腹胀，两者互相影响。这个时候，家长可以给他逆运内八卦辅助调理腹胀便秘。

表现症状

肚子胀，胃口不好，便秘。

孙德仁医案

逆运内八卦，解除了 6 岁男孩腹胀便秘痛苦

有一次，一个 6 岁的男孩因吃肉太多而腹胀便秘，接连 4 天没有解大便，肚子胀得像个鼓鼓的皮球，我就教家长给孩子逆运内八卦 100 次消滞通便。家长连续给孩子做了 3 天，孩子解出大便，小肚子也慢慢消下去了，效果相当不错。孩子的脾胃功能逐渐恢复正常。

逆运内八卦

[取穴] 内八卦位于手掌面，以手心为圆心，从圆心到中指根处的 2/3 为半径，画一圆圈，内八卦穴就在这个圆圈上。

[操作] 用拇指沿入虎口方向逆运内八卦 100 次。

[功效] 宽胸理气，通滞散结。

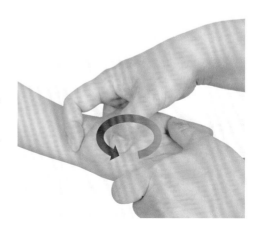

按龟尾可止泻通便，双向调节

孩子身体上有一个奇特的穴位——龟尾穴，这个穴位有很好的调理脾胃作用，既可以调理便秘，又可以调治腹泻。揉龟尾穴适合调理孩子虚证为主的便秘。

表现症状

便秘、腹泻。

孙德仁医案

按揉龟尾穴，治好了女孩便秘老毛病

邻居家的小女孩，从小就便秘，用过多种方法，就是效果一直不理想。孩子的爷爷带着孩子找到我，我看孩子很瘦弱，脸色有点黄，头发也很稀疏，这都是脾胃虚弱的一些特征。经过诊断，孩子长期的便秘的确是由脾胃气虚引起的。我就把按揉龟尾穴的方法教给孩子的爷爷，让他回去一定要坚持。

后来，经过坚持推拿近1个月的时间，孩子慢慢好了。又坚持巩固了一段时间，孩子就很少出现便秘了。

揉龟尾

[取穴] 尾骨末端。
[操作] 用拇指或中指揉龟尾3 ～ 5分钟。
[功效] 主治孩子腹泻、便秘等症。

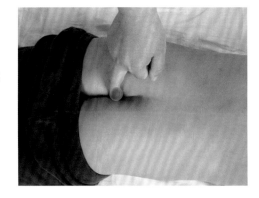

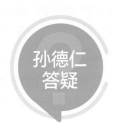
孙德仁
答疑

爸妈最关心的育儿问题

如何帮助孩子养成良好的排便习惯？

A 一般来说，孩子1岁半之后，家长就可以有意识地培养他的排便习惯了。家长可以把早餐后1小时作为孩子固定的排便时间。开始时，家长可以陪伴孩子排便，每次10分钟左右，帮助孩子渐渐养成定时如厕的习惯。如厕前可给孩子喝杯果汁或温蜂蜜水润润肠，还要注意室内温度及便盆的舒适度，以免使孩子对坐盆产生厌烦或不适感。

孩子便秘，在饮食上要注意哪些方面？

A 多喝水。有助于保持肠道内水分，软化粪便。多吃能促进肠蠕动、软化粪便的食物。这类食物包括富含膳食纤维的食物，如各种绿叶菜、水果等；富含B族维生素的食物，如粗粮、豆类及豆制品等。不要吃辛辣刺激、油炸烧烤的食物，也不要吃膨化食品。这些食品会引起肠燥，加重便秘。

适当增加脂肪摄入。很多坚果有润滑肠道的作用，利于排便，如花生、核桃、松子等（但太小的孩子不建议食用坚果）。

孩子经常便秘，家长可以用开塞露给孩子通便吗？

A 家长经常用开塞露促使孩子排便，久之会使肠道管壁收缩乏力、功能失常，更易导致便秘发生。

胃寒呕吐，用手暖孩子的胃

宝宝本身先天禀赋不足，如果家长喂养时不加注意，摄入过多寒凉食物会损伤脾胃，脾胃失和就会导致呕吐。

表现症状

呕吐物为清稀黏液、无臭味，伴有肢冷，面色苍白，小便色清。

温暖孩子脾胃，就能轻松止呕吐

我曾经接诊过一个小男孩，这孩子酷爱吃冰激凌，夏季每天都要吃上2盒，家长管不了孩子，因此没有加以控制。时间一长，孩子就出现了腹泻和呕吐的症状。大家都知道，胃喜热恶寒，这孩子就是由于长期吃冷饮伤了胃。止呕的首要条件就是先给孩子补阳气，温暖脾胃。

我给孩子推三关50次，按揉一窝风100次，揉中脘50次，让孩子脾胃变得温暖起来。我建议家长每日在三餐30分钟后，以上每个穴位各操作1遍。一个月后，孩子的症状已经减轻了许多，两个月后便痊愈了。我又叮嘱家长，虽然孩子的病好了，但还是应该每天坚持给孩子推拿，可以起到巩固疗效的作用。

推三关

[取穴]　前臂桡侧（拇指侧），腕横纹至肘横纹成一直线。

[操作]　用拇指桡侧面或食指、中指、无名指三指从孩子腕推向肘，推50次。

[功效]　温阳散寒，暖脾止呕。

按揉一窝风

[取穴]　手背腕横纹正中凹陷处。

[操作]　用拇指指端按揉一窝风100次。

[功效]　温中行气，止呕。

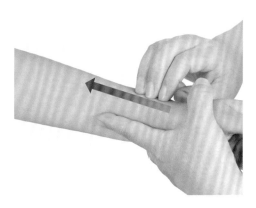

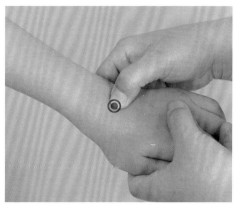

揉中脘

[取穴]　肚脐直上4寸处。

[操作]　用掌根或者食指、中指、无名指三指并拢按顺时针方向揉孩子中脘50次。

[功效]　揉中脘可以和胃止呕吐。

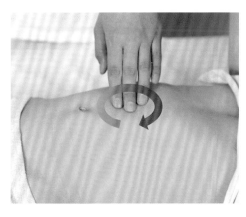

● 专家提醒 ●

将紫苏叶3克加水煎服，适用于寒性呕吐。

胃热呕吐，清热、止呕吐

如果孩子吃过多辛热食物，感受夏秋季节的湿热，导致热在胃中蕴积，胃气上逆也会导致呕吐。

表现症状

呕吐物为黄水、气味酸臭，孩子烦躁不安，身热口渴，便秘或大便稀薄，小便色黄量少。

清胃经

[取穴]　拇指第一掌骨桡侧缘。
[操作]　用拇指指腹从孩子大鱼际外侧缘掌根处直推向拇指根 100 次。
[功效]　清热止呕。

退六腑

[取穴]　前臂尺侧（小指侧），腕横纹至肘横纹成一直线。
[操作]　用拇指指腹或食指、中指二指指腹沿着孩子的前臂尺侧，从肘横纹处推向腕横纹处，操作50 次。
[功效]　清胃热、止呕吐。

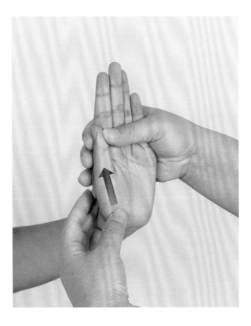

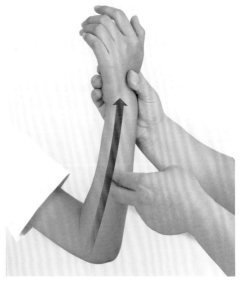

伤食呕吐，健脾胃促消化

宝宝胃腑薄弱，喂养不当、进食过多，或者吃了油腻不消化食物，都会使食物积在胃中，不能进行初步消化，脾失健运，胃气上逆则会发生呕吐情况。

表现症状

呕吐物为未消化的食物残渣，大便量多，腹部胀满。

孙德仁医案

让脾胃变强健，伤食呕吐就能止

康康6岁，平时不好好吃饭，总得家长追着一口一口地喂。前几天外出就餐，他吃多了，第二天开始呕吐，一上午吐了3次，呕吐物酸臭难闻。康康觉得肚子很胀，进食后就把食物全部吐出，呕吐后觉得舒服多了，肚子不疼了，但出现了食欲差、排便困难的情况。医生检查康康并没有发热，舌红苔厚腻，脉滑有力，确诊为伤食呕吐。需要做推拿调理脾胃，促进孩子消化吸收。

我给孩子揉板门100次，清胃经100次，顺运内八卦50次，揉中脘50次。让家长给孩子每天推拿2遍，共推拿3天。除了推拿，康康妈妈还给他在饮食上做了调整，给他吃米粥、面条等清淡饮食，禁食奶制品、辛辣油腻之物、海鲜等食品，第2天康康就不呕吐了。继续调理了5天，康康大便情况、食欲都有明显好转。

揉板门

[取穴] 手掌大鱼际中间最高点。
[操作] 用拇指端揉板门 100 次。
[功效] 降逆止呕。

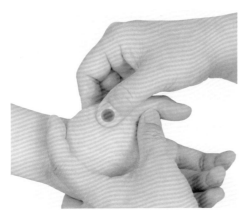

清胃经

[取穴] 拇指第一掌骨桡侧缘。
[操作] 用拇指指腹从孩子大鱼际外侧缘掌根处直推向拇指根 100 次。
[功效] 和胃降逆，清胃热。

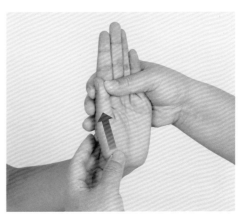

顺运内八卦

[取穴] 手掌面，以掌心为圆心，从圆心到中指指根横纹的 2/3 为半径所做的圆。
[操作] 用拇指指腹沿出虎口方向运内八卦 50 次。
[功效] 调理脾胃，止呕吐。

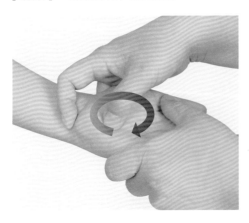

揉中脘

[取穴] 肚脐直上 4 寸处。
[操作] 用掌根或者食指、中指、无名指三指并拢按顺时针方向揉孩子中脘 50 次。
[功效] 和胃止呕吐。

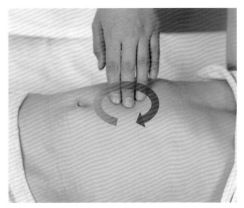

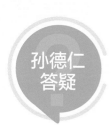

爸妈最关心的育儿问题

孩子的呕吐，用推拿的方法都能调理吗？

A 引起孩子呕吐的原因很多，很多呕吐见于某些急性传染病如流脑、乙脑和急腹症如肠梗阻、肠套叠的先兆症状。必须要查明原因，如果是上述疾病引起的呕吐，就要到医院进行治疗。

孩子呕吐时，家长应该如何护理？

A 呕吐的宝宝，应有专人护理，安静休息。宝宝在平卧时，头部尽量偏向一侧，避免呕吐时呛入气管。小宝宝可用纱布蘸温水清洁口腔；大宝宝可以用温开水漱口，以保持口腔清洁。

孩子呕吐时，应该选择怎样的饮食？

A 呕吐较轻者，可进少量的流质或半流质食物，如米汤、面汤等。呕吐较重者，正确的处理办法是先暂时禁食 3 ~ 4 小时，包括开水、牛奶等。如果宝宝需要喝水，可以将棉花棒蘸水湿润口腔，当症状改善，若无明显恶心、呕吐、腹胀情形，可再给予清淡食物（如粥、米饭、馒头），但应避免奶制品、油腻食物。

孩子呕吐做推拿时，如果出现打嗝、放屁，是正常的表现吗？

A 推拿调理期间出现打嗝、放屁为正常表现。如呕吐和腹泻即时发生，其实是积滞排出的过程。只有积滞排尽，才能最终止吐止泻。

宝宝受惊晚上哭闹，要镇惊安神

很多小孩子，如果受到惊吓就容易哭闹。有时候，父母怎么都哄不住，这让很多父母费神。小孩因为心神怯弱，外界一有风吹草动就容易受到惊吓，这就需要在平时呵护好孩子的心神。日常生活中，多给孩子做做推拿，就可以保护孩子的心神不受外界侵扰。

表现症状

孩子入夜啼哭不安，啼声较尖，哭声时高时低，时急时缓，面色乍青乍白。

掐揉小天心，掐按精宁和威灵，让孩子心神安宁

有位妈妈带着女儿来找我，女儿4岁，时常在夜里啼哭。她带女儿到医院检查，没发现什么疾病。可每天晚上，孩子总是哭个不停。我观察了孩子的眼睛，发现她的眼神里有一种不安和惶恐。凭经验，这是心神不安造成的。

小孩子心气弱，容易被外界干扰、惊吓。我让妈妈回家每天给孩子掐揉小天心20次，掐按精宁和威灵各5次。经过一段时间的调理，孩子夜里不再啼哭了，看人的眼神也不再惶恐了。

掐揉小天心

[取穴] 手掌大小鱼际交界处的凹陷中。

[操作] 用中指指端掐揉孩子小天心 20 次。

[功效] 清心火，安心神，改善睡眠。

掐按精宁

[取穴] 手背第四、五掌骨缝隙间（无名指与小指掌骨缝隙间）。

[操作] 用拇指指甲着力，掐按孩子手背处的精宁穴 5 ~ 10 次。

[功效] 本穴常与威灵配合。主治孩子夜啼、惊风。

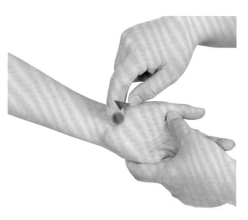

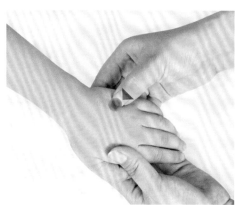

掐按威灵

[取穴] 手背第二、三掌骨的缝隙间（食指与中指掌骨缝隙间）。

[操作] 用拇指指甲适度着力，快速掐按孩子手背处的威灵穴 3 ~ 5 次。

[功效] 本穴常与精宁配合，治孩子受惊，加强开窍醒神作用。

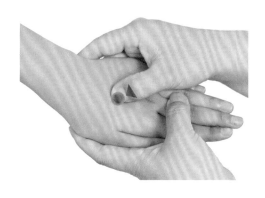

◆ 专家提醒 ◆

做推拿时，保持室内外环境安静，切忌恐吓宝宝。要对宝宝多加爱抚哄逗，也可以播放悠扬的音乐，使其情志舒畅。

脾虚受寒夜啼，要暖脾胃、健脾气

扫一扫，看视频

孩子脏腑娇嫩，调节能力差，环境适应能力差。外感风寒邪气就会导致脏腑功能失调，阴阳气血失和，只能用啼哭来表达不适。

表现症状

宝宝入夜啼哭，时哭时止，哭声低弱，四肢不温，肠鸣腹胀。

孙德仁医案

用推拿手法，治好了长期折磨孩子和家长的夜啼

有一次，一位外地的老太太带着一个1岁的小男孩来找我，老人是孩子的姥姥。姥姥说，有半年了，孩子晚上不好好睡觉。起初，每到睡觉的时候，总要家长抱着睡，一放下他就开始哭闹。后来，抱着睡觉还要哭。没办法，这一家人只好轮流值班，三个人倒班，弄得家长疲惫不堪。孩子的父母都是医学博士，带着孩子到大城市的儿童医院都看过，可就是查不出原因，全家人束手无策。

孩子的姥姥说，一次偶然的机会在电视上看到我们做的节目，了解到小儿推拿的神奇功效，然后抱着试一试的态度就来了。

我问孩子的姥姥，孩子先前有没有注射或服用过什么药物。姥姥对我说，孩子在两个月的时候得过黄疸。医院给开了茵栀黄口服液，让孩子一连喝了七天。然后孩子就开始拉肚子，止泻后孩子的睡眠就成问题了。

听完老人的讲述，我觉得这个孩子的脾胃本来就比较虚寒，因为吃了茵栀黄，它属于偏寒的东西，更是寒上加寒，使脾胃受到更大的损伤。我再观察孩子，脸色偏白，手心、脚心都很凉，小肚子也偏凉。我对孩子的姥姥说，老人家不要急，孩子就交给我们了。

我给孩子推三关、按揉外劳宫各100次，揉小天心50次，按揉神阙2分钟。每天推拿调理3遍，坚持推拿三天后，孩子姥姥过来激动地对我说，孩子原来只能熟睡十分钟不到，到现在能安安静静地睡三个小时了。我给孩子坚持推拿调理15天，孩子夜眠不安的情况彻底改善了。

推三关

[取穴]　前臂桡侧，腕横纹至肘横纹成一直线。

[操作]　用拇指桡侧面或食指、中指、无名指三指从孩子腕推向肘，推100次。

[功效]　温阳散寒，暖养脾胃。

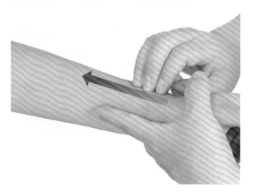

按揉外劳宫

[取穴]　外劳宫位于手背中心，即手背与内劳宫的相对处。

[操作]　用拇指指端按揉孩子外劳宫50～100次。

[功效]　驱体寒，暖脾胃。

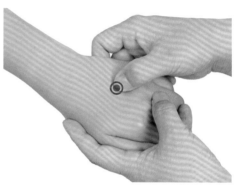

揉小天心

[取穴]　手掌大小鱼际相接处凹陷中。

[操作]　用中指指端揉小天心100次。

[功效]　镇惊安神。

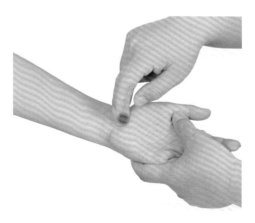

按揉神阙

[取穴]　肚脐中心。

[操作]　将除拇指外的四指并拢放在孩子神阙穴上。按揉神阙1～3分钟。

[功效]　温阳散寒、补益气血、健脾和胃，调理孩子脾胃虚寒引起的夜啼。

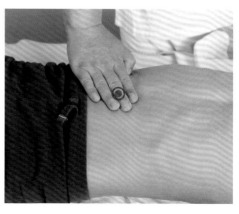

心热内扰，清泻心火能安眠

有的孩子每到夜晚不能安眠，烦躁不安，来回翻来覆去，经常做梦甚至哭醒，这种情况就属于孩子心火重，从而影响了睡眠。推拿调理要以清泻心火为主。

表现症状

表现为入夜啼哭，哭声洪亮，见灯光哭得更厉害，伴有面红唇赤、饮食困难、大便干结、小便浑浊等。

清天河水

[取穴]　前臂掌侧正中，自腕横纹至肘横纹成一直线。

[操作]　用食指、中指二指指腹自腕向肘推 300 次，叫清天河水。

[功效]　清泻心火。

掐五指节

[取穴]　在掌背五指中节（第一指间关节）横纹处。

[操作]　用拇指轮流掐五指节 3 次。

[功效]　安神定惊，调理夜眠不安。

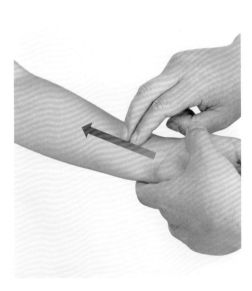

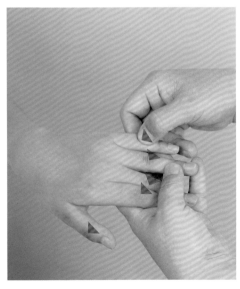

夜晚盗汗难眠，清热解表能调理

中医认为小儿盗汗是体内阴阳失调的表现，多与心、肺、肾三脏阴虚有关。一般来说，常见的小儿盗汗主要是由于气阴两虚、阴虚火旺所致，大多继发于热病或久病、重病之后，多是由于脾胃积热引起的盗汗。

● 专家提醒 ●

孩子多汗时要注意衣着或被褥厚薄适宜，随环境温度变化及时更换；内衣被汗浸湿后，应立即更换，以免受凉感冒。

表现症状

宝宝在睡觉时全身出汗，醒来则汗止。伴有唇干舌红、手足心热、口干、饮水多但不解渴，有的大便干且呈粒状。

孙德仁医案

清心经除邪火，孩子不盗汗

朋友的女儿晚上睡觉有爱出汗的表现。经常是睡醒觉，被子湿湿的，而且伴有唇舌干红、手足心热、口干等症状。这是体内有邪火的表现。调理的关键是去邪火，补肾气。清心经可以清心去火。我告诉朋友，每天给孩子清心经、清肺经各 100 次，补肾经 50 次，推坎宫 1 分钟。坚持调理了一个月，孩子睡觉不再出汗了。

清心经

[取穴]　中指掌面指根到指尖成一直线。
[操作]　用拇指指腹从孩子中指根向指尖方向直推心经 50 ～ 100 次。
[功效]　清热泻火，止虚汗。

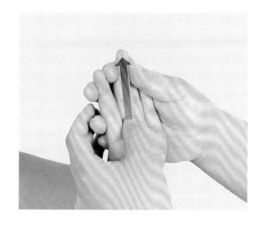

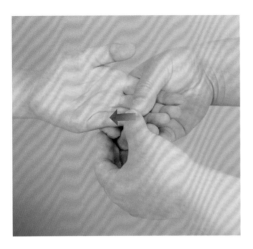

补肾经

[取穴] 小指掌面指尖到指根成一直线。

[操作] 用拇指指腹从孩子小指尖向指根方向直推肾经 50 次。

[功效] 补肾健体，调理孩子肾虚引起的盗汗。

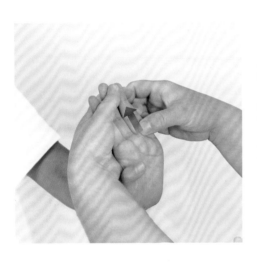

清肺经

[取穴] 孩子无名指掌面指尖到指根成一直线。

[操作] 用拇指指腹从孩子无名指指根向指尖方向直推肺经 100 次。

[功效] 缓解孩子阴虚盗汗的症状。

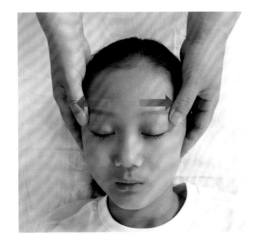

推坎宫

[取穴] 从眉心沿眉毛至眉梢的一条横线，左右对称排列。

[操作] 用两拇指指腹自孩子眉头向眉梢分推坎宫 1 分钟，叫推坎宫，也叫分阴阳。

[功效] 推坎宫对于阴阳不调引起的孩子盗汗有调理作用。

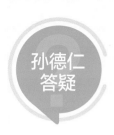

爸妈最关心的育儿问题

①

孩子睡觉总踢被子，是
因为热还是心理问题？

A 中医认为，孩子是纯阳之体，阳气充
沛。偶尔睡觉踢被子是正常表现，是
体内燥热引起的。如果经常性踢被子，可能
就是上火的表现。可以给孩子吃一点滋阴清
热的食物，比如梨、冬瓜、鸭肉等。

②

怎样让孩子养成良好
的睡眠习惯？

A 不要让宝宝经常躺在家长的怀里睡觉。
另外，宝宝如果白天睡得太多，睡前
过度兴奋、紧张都会影响夜间睡眠。

③

家长平时怎样做，孩子
就不容易受惊夜啼？

A 平时尽量少带孩子去喧闹的场所，避
免孩子直接接触使他害怕的物体或人。
孩子惊醒后学会安慰他，让其安稳入睡。

④

孩子受惊吓引起的睡眠
不安，有哪些突出表现？

A 首先要看孩子的山根（鼻梁）部位，
受惊的孩子往往山根发青。眼睛也有
变化，夜惊的孩子往往眼睛直勾勾地一直盯
着某处，眼神惊恐状。

面白肢冷、夜晚尿床，孩子的肾需要温暖

遗尿

中医认为，肾主膀胱，肾气不足就不能固摄膀胱中的尿液，于是就表现为尿床。这类孩子的特点是四肢冰凉、精神不好、体质差。调理小儿尿床，要以温肾止遗为主。

表现症状

小儿睡梦中经常尿床，甚至一夜几次，神疲乏力，面白肢冷，腰腿酸软。

孙德仁医案

补肾经、揉涌泉，孩子不在床上"画地图"了

我们小区有一个4岁的小女孩，经常尿床。我观察这个孩子脸色较白，无精打采的，爷爷说孩子每天晚上尿好几次，总是醒来。她白天表现得十分没精神，舌苔也比较白。一看就是肾气不固、膀胱失约的症状。

我给小女孩补肾经100次，推三关100次，按揉关元50次，按揉涌泉100次。推拿10天后，孩子尿床的症状得到了明显改善。推拿1个月后，孩子不再尿床了。

● 专家提醒 ●

取10～15克韭菜子，用擀面杖碾细碎，与面粉和在一起烙饼，当点心给孩子吃，每天吃1个即可。韭菜子有温肾止遗的功效，对于肾气不固引起的遗尿效果佳。

补肾经

[取穴] 小指掌面指尖到指根成一直线。

[操作] 用拇指指腹从孩子小指尖向指根方向直推肾经 50 ~ 100 次。

[功效] 补肾经能温补下元。主治孩子小便淋漓刺痛、遗尿等。

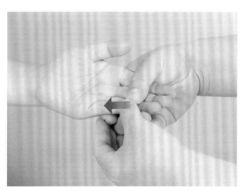

推三关

[取穴] 前臂桡侧，腕横纹至肘横纹成一直线。

[操作] 用拇指桡侧面或食指、中指、无名指三指指端从孩子腕推向肘，推 100 次。

[功效] 温阳暖肾，改善遗尿。

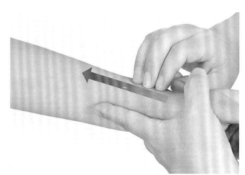

按揉关元

[取穴] 位于脐下 3 寸。

[操作] 用拇指或中指指腹揉按关元穴 50 次。

[功效] 培肾固本，温补下元，调理小儿尿频、遗尿等。

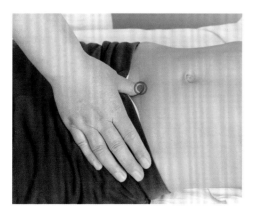

按揉涌泉

[取穴] 足心，第二、三趾的趾缝纹头端与足跟连线的前 1/3 和后 2/3 之交点处，屈趾时足心的凹陷处。

[操作] 用拇指指腹按揉涌泉穴 100 次。

[功效] 滋阴益肾，退热除烦，止遗尿。

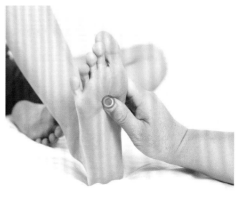

白天出汗过多，夜晚尿床，脾肺气虚惹的麻烦

孩子肺脾气虚也容易引起遗尿。因为肺居上焦，主一身之气，通调水道，下输膀胱，为水之上源；脾居中焦，制水在脾。如果肺脾气虚，则会运化失常，不能固摄尿液，就会导致遗尿。

表现症状

小儿睡梦中遗尿，经常自汗（白天不明原因大量出汗），食欲缺乏，大便稀溏。

宝宝遗尿伴有自汗，推拿补脾肺效果好

一个40多岁的中年女性，带着她5岁的儿子找我调理。这孩子总是喜欢尿床，轻则每周尿床4~5次，重则一夜尿多次。孩子的遗尿总发生在睡梦中，白天还动不动就出汗，用西药调理，也没有什么效果。她多年来每天都为给孩子洗床单、被子和衣服而苦恼。经过诊断，这孩子是因为脾肺不足导致的遗尿，关键是要补脾肺之气。

我给孩子补脾经、肺经各100次，捏脊5次，按揉肾俞50次，每天早晚各调理一遍。坚持了一段时间，孩子尿床的频率明显减少了。

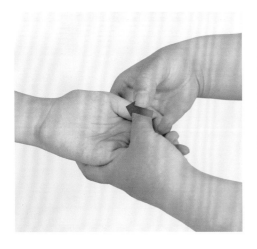

补脾经

[取穴] 拇指桡侧缘指尖到指根成一直线。

[操作] 用拇指指腹从孩子拇指尖向指根方向直推100次。

[功效] 温暖脾胃，调理脾气虚引起的小儿遗尿。

补肺经

[取穴]　孩子无名指掌面指尖到指根成一直线。

[操作]　家长用拇指指腹从孩子无名指指尖向指根方向直推肺经 100 次。

[功效]　补益孩子肺气，主治孩子脾肺气虚引起的遗尿。

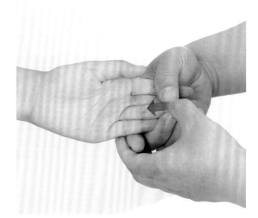

捏脊

[取穴]　后背正中，整个脊柱，从大椎或后发际至尾骨的一条直线。

[操作]　用拇指与食指和中指二指自下而上提捏孩子脊旁 1.5 寸处，叫捏脊。捏脊通常捏 3～5 遍，每捏三下将背脊皮肤提一下，称为捏三提一法。

[功效]　健脾和胃，强身健体。

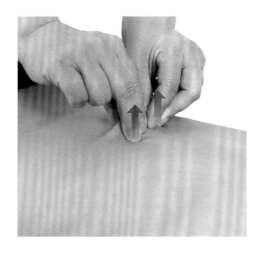

按揉肾俞

[取穴]　腰部，第 2 腰椎棘突（肚脐眼向后平对第 3 腰椎，向上约 2 厘米就是第 2 腰椎）下，旁开 1.5 寸处，左右各一穴。

[操作]　用拇指指腹按揉双侧肾俞穴 50 次。

[功效]　补肾益气，强健身体。主治孩子肾气虚导致的遗尿。

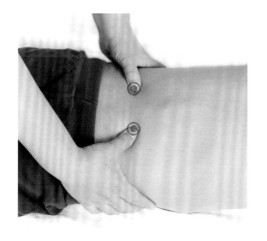

宝宝尿色黄、尿频，清肝泄热能见效

有的孩子平时脾气大，会导致肝经郁热；或者有的孩子偏胖，痰湿蕴结在身体内，以致肝的疏泄功能出现异常，影响三焦水道的正常通利，湿热下注膀胱从而导致遗尿。推拿调理以清肝泄热、固涩止遗为主。

表现症状

遗尿，尿色黄、尿频而短，面色红赤，性情急躁。

清肝经

[取穴] 食指掌面指根到指尖成一直线。
[操作] 用拇指指腹从孩子食指根向指尖方向直推 100 次。
[功效] 清肝泻火，调理孩子肝经湿热引起的遗尿。

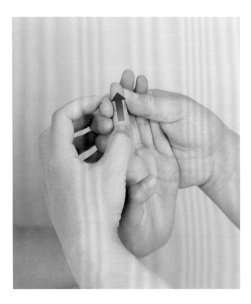

补肾经

[取穴] 小指掌面指尖到指根成一直线。
[操作] 用拇指指腹从孩子小指尖向指根方向直推肾经 50 次。
[功效] 补肾气，固涩止遗。

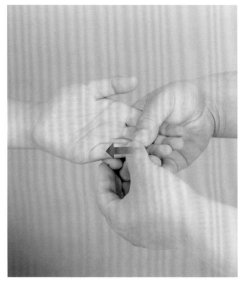

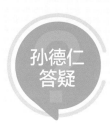

孙德仁答疑

爸妈最关心的育儿问题

孙德仁答疑

①

孩子出现什么情况就是遗尿了？

A 尿床是孩子很常见的问题。一般情况下，在3～4岁的时候才能控制排尿，如果4岁以后还经常尿床，并且每周尿床2次以上，且持续约半年时间，就可以诊断为小儿尿床，医学上称为小儿遗尿。

②

不少家长认为，孩子尿床没什么关系，长大了就不会了。这种观念对吗？

A 这种想法是不对的。如果不及时调整，有些孩子到了上小学的年龄仍然尿床，这对孩子的心理伤害很大。在临床中发现，那些经常尿床的孩子大多不喜欢说话，性格较孤僻、忧郁。不注意调治，孩子的身心发育状况会受到影响，比如智力不发达、长不高等。

③

经常尿床的小孩，要忌吃哪些食物？

A 经常尿床的小孩，平时要忌吃高盐、高糖和生冷的食物。高盐高糖皆可引起多饮多尿，生冷食物可削弱脾胃功能，对肾无益，要忌吃。

④

家长的心理安慰，对调理孩子遗尿有帮助吗？

A 家长要在精神上给予孩子鼓励，要让孩子树立遗尿一定能治好的信心，绝不能对孩子冷嘲热讽，造成精神紧张，增加治疗难度。

补肾壮骨助长高，按揉足心最有效

孩子长高个，是每一位父母的期待。有一些孩子，个头总是比同龄孩子矮，这主要是肾功能发育不健全引起的。中医认为"肾主骨"，即肾充养骨骼。孩子肾功能发育完善，骨骼就会健壮，必然长高个。

表现症状

孩子生长缓慢，比同龄孩子个头矮小。

固好肾，帮孩子长得高大、健壮

有一次，一个妈妈带着5岁的孩子来找我。她说，孩子比同龄人矮，还有就是时常手脚冰凉。问我有什么好的方法给孩子调理身体。

我告诉孩子的妈妈几个手法：补肾经100次，按揉命门30次，捏脊5遍，按揉涌泉100次，平时坚持给孩子做调理，可以增高、健身强体。

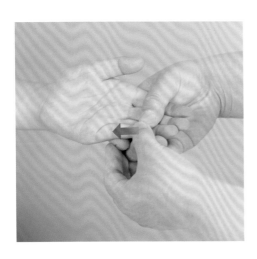

扫一扫，看视频

补肾经

[取穴]　小指掌面指尖到指根成一直线。

[操作]　用拇指指腹从孩子小指尖向指根方向直推肾经100次。

[功效]　补肾固本，促进长个。

按揉涌泉

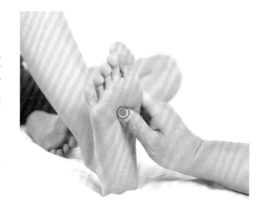

[取穴] 足心，第二、三趾的趾缝纹头端与足跟连线的前 1/3 和后 2/3 之交点处，屈趾时足心的凹陷处。

[操作] 用拇指按揉涌泉穴 100 次。

[功效] 补肾壮骨，让孩子身体增高、骨骼发育健全。

捏脊

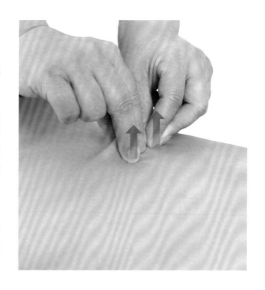

[取穴] 后背正中，整个脊柱，从大椎或后发际至尾椎的一条直线。

[操作] 用拇指与食、中二指自下而上提捏孩子脊旁 1.5 寸处，叫捏脊。捏脊通常捏 3 ~ 5 遍，每捏三下将背脊皮肤提一下，称为捏三提一法。

[功效] 通过捏拿孩子脊旁肌肤，可以刺激背部穴位，有效调节和增强脏腑功能，改善肌肉和骨骼系统的营养，促进生长发育。

按揉命门

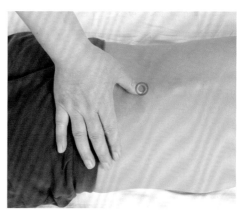

[取穴] 腰部，第 2 腰椎棘突下凹陷中。

[操作] 孩子取俯卧位，用拇指指腹在孩子命门穴上按揉 30 次。

[功效] 培补肾气。肾主骨，肾气旺盛骨骼才能正常生长，孩子的个子才能长高。

孩子长得高先要睡眠好

家长们一般都有这样的心得体会——能吃能睡的孩子长得快。而那些身材瘦小的孩子，除了吃饭不好以外，大多数睡眠也不怎么好。

睡眠质量对孩子的生长发育至关重要，这是有科学依据的。中医认为，阴阳平衡是保证孩子健康生长的基础，而睡眠是平衡人体阴阳的重要手段，是最好的储备和充电，所以自古就有"阴气盛则寐"的说法。

表现症状

夜晚入睡困难，或睡眠浅，不时醒来。

推拿 3 个穴位，让孩子快速入睡

小区里有一个孩子，为了孩子学习取得好成绩，家长给报了许多课外班，把孩子所有的课余时间都填满了，晚上要很晚才睡觉，孩子思想压力很大，就算是躺下了，也总是久久难以入眠，从而导致一年时间里孩子的身高、体重几乎没有增长，远没有达到同龄孩子的水平。

因为长期得不到充足优质的睡眠，使孩子身体的大部分器官不能很好地休息；严重的心理负担又造成孩子的内分泌系统紊乱，破坏生长激素的正常分泌。二者共同作用，导致了孩子身体发育迟缓。

我建议家长减少课外辅导班，保证孩子一天不少于 10 个小时的睡眠。同时睡前给孩子做推拿：揉百会 10 次，按揉神阙 1 ~ 3 分钟，按揉心俞 100 次。经过三个月的调理，孩子的心情放松，得到了很好的休息，没过多久就又开始长个了。

揉百会

[取穴] 头顶正中心，两耳尖连线的中点。该穴在孩子 2 ~ 3 岁才能完全长好出现。这个方法适合 3 岁以上儿童。

[操作] 用拇指指腹轻揉孩子百会10 次。

[功效] 健脑安神，促进睡眠。

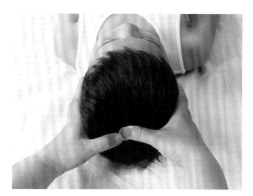

按揉神阙

[取穴] 肚脐中心。

[操作] 将除拇指外的四指并拢，放在孩子神阙穴上，按揉神阙1 ~ 3 分钟。

[功效] 中医认为，"胃不和则卧不安"。揉神阙可促进脾胃运化，帮助睡眠。

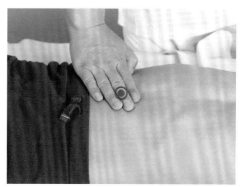

按揉心俞

[取穴] 背部，第 5 胸椎棘突下，旁开 1.5 寸。

[操作] 用拇指指腹按揉孩子双侧心俞穴 100 次。

[功效] 补益心气，安神助眠。

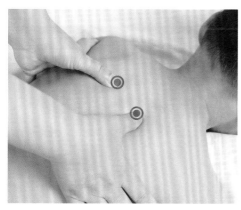

> **● 专家提醒 ●**
>
> 按照《黄帝内经》中提到的睡眠理论，夜半子时为阴阳大会、水火交泰之际，称为"合阴"，是一天中阴气最重的时候，而阴主静，所以夜半应安眠。子时也就是现在的午夜 11 点到次日凌晨 1 点之间，最好在子时就已经进入深度睡眠状态。

发育迟缓，强筋壮骨有良方

五迟五软是小儿生长发育障碍的常见病症，也是肾虚的典型症状。中医认为，五迟五软主要是由于小儿肝肾不足，不能荣养筋骨，使筋骨牙齿不能按期生长发育所致。推拿可补养肝肾，强筋壮骨。

表现症状

五迟是指立迟、行迟、语迟、发迟、齿迟；五软是指头项软、口软、手软、足软、肌肉软。

补肾经

[取穴] 小指掌面指尖到指根成一直线。
[操作] 用拇指指腹从孩子小指尖向指根方向直推肾经100次。
[功效] 补肾经能补肾益脑、强健骨骼，可促进孩子生长发育。

按揉肝俞

[取穴] 在背部，第9胸椎棘突（肩胛骨下角水平连线与脊椎相交椎体处，往下推2个椎体），其下缘旁开1.5寸处即是。
[操作] 用拇指指腹按揉孩子双侧肝俞穴50次。
[功效] 补养肝肾，使筋骨强壮。

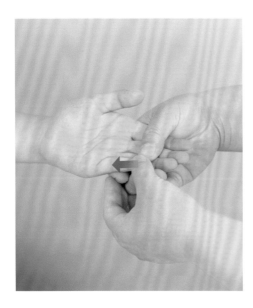

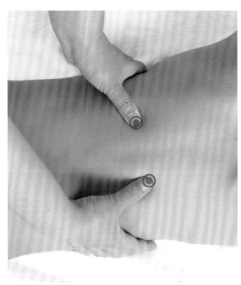

常按手足特效穴，
孩子健康有保障

运内劳宫　**治孩子发热，生口疮**

[主治]　发热、烦渴、口疮。

[取穴]　掌心正中，屈指时中指、无名指之间中点。

[手法]　自小指根起，经掌小横纹（掌面小指根下，尺侧掌横纹头）、小天心（手掌大小鱼际交界处凹陷中）至内劳宫运 10 次，叫运内劳宫。

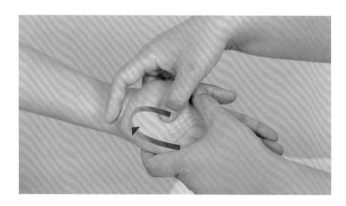

分推手阴阳　**总调一身阴阳**

[主治]　腹胀、泄泻、呕吐、积食。

[取穴]　仰掌，掌后横纹。近拇指端称阳池，近小指端称阴池。

[手法]　两拇指自掌后横纹中间（总筋）向两旁分推，称分推横纹，又称分阴阳。若自两旁向中间合推，则称合推大横纹或合阴阳。推 30 ~ 50 次。

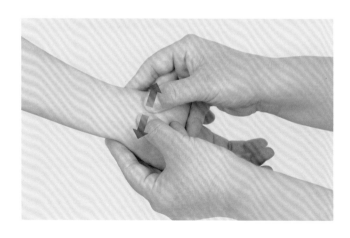

揉、掐、捣小天心

镇惊安神睡觉香

[主治] 抽搐、惊风、烦躁、夜啼、斜视、目赤肿痛等。

[取穴] 手掌大小鱼际交界处凹陷中。

[手法] 中指指端揉小天心 100 ~ 300 次，叫揉小天心；用拇指指甲掐小天心 5 ~ 20 次，叫掐小天心；以中指指端或屈曲的指间关节捣小天心 5 ~ 20 次，叫捣小天心。

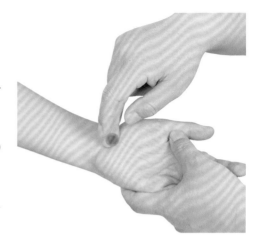

运内八卦 调理肠胃问题

[主治] 气逆胸闷、呕吐、泄泻等。

[取穴] 手掌面，以掌心为圆心，从圆心到中指指根横纹的 2/3 为半径所做的圆。

[手法] 用运法，沿入虎口方向运，称逆运内八卦；沿出虎口方向运，称顺运内八卦。各运 50 次。

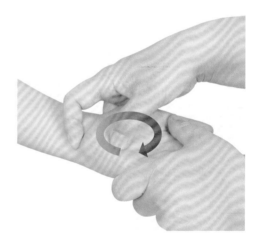

揉板门 促进消化吸收

[主治] 食欲缺乏、呕吐、泄泻、腹胀。

[取穴] 手掌大鱼际中间最高点。

[手法] 用拇指指端揉板门 100 次，叫揉板门，也叫运板门。

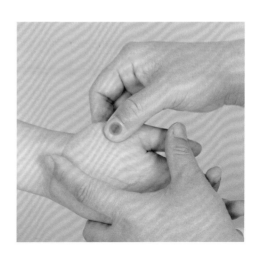

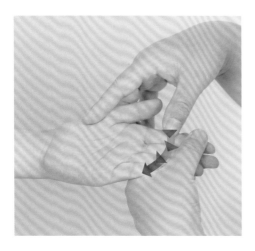

推掐四横纹 **健脾胃，消食积**

[主治] 积食、腹胀、腹痛、消化不良、气喘。

[取穴] 掌面食指、中指、无名指、小指第一指间关节横纹处。

[手法] 拇指先掐后揉，掐1揉3，称掐揉四横纹；或将孩子四指并拢，自食指中节横纹处推向小指中节横纹，称推四横纹。各掐揉3～5次或推100～300次。

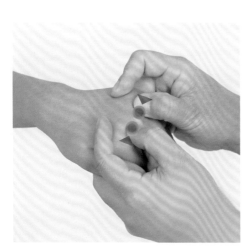

掐揉二扇门 **发汗离不开**

[主治] 伤风、感冒、痰喘气粗、急惊风、发热无汗等。

[取穴] 掌背中指根关节两侧凹陷处。

[手法] 用两手拇指指端掐揉二扇门50～100次。

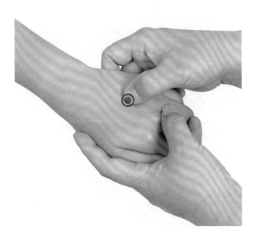

按揉外劳宫 **常按孩子不受寒**

[主治] 腹痛、肠鸣、泄泻、消化不良、咳嗽。

[取穴] 手背中心，即手背与内劳宫的相对处。

[手法] 用拇指指端按揉孩子外劳宫20～50次。

推三关 **给体虚的孩子补一补**

[主治] 发热、恶寒、无汗、气血虚弱、病后体虚、阳虚肢冷及感冒风寒等。

[取穴] 前臂桡侧，腕横纹至肘横纹成一直线。

[手法] 用拇指桡侧面或食指、中指、无名指三指从腕推向肘，称推三关。推100～300次。

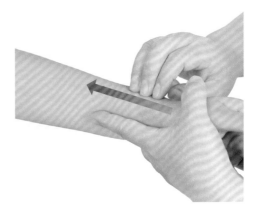

按揉一窝风 **受凉腹痛最见效**

[主治] 腹痛、关节疼痛、伤风感冒、惊风。

[取穴] 手背腕横纹正中凹陷处。

[手法] 用拇指指端按揉一窝风100～300次。

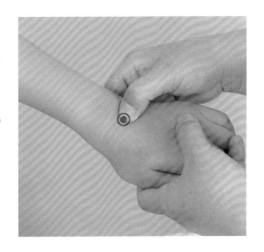

清天河水 **退热见效快**

[主治] 外感发热、内热、烦躁、口渴、惊风等热性病症。

[取穴] 前臂掌侧正中，总筋至曲泽（腕横纹至肘横纹）成一直线。

[手法] 用食指和中指二指指腹自腕向肘推100～300次，叫清天河水。

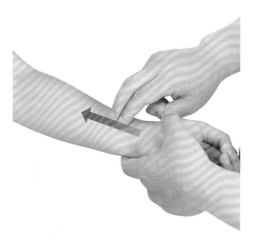

按揉三阴交 补脾胃，活血通络

[主治] 遗尿、小便不利、下肢无力、脾胃虚弱。

[取穴] 内踝尖直上3寸，胫骨后缘处。

[手法] 用拇指指端按揉三阴交100～200次。

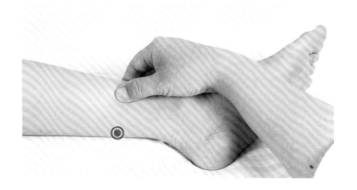

按揉足三里 健脾胃，消化好

[主治] 腹痛、腹胀、腹泻、便秘。

[取穴] 外膝眼下3寸，胫骨旁开1寸处。

[手法] 用拇指指腹按揉足三里30～50次。

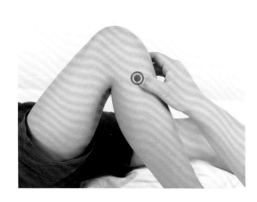

推箕门 解决孩子尿频、尿不尽

[主治] 孩子小便不利。

[取穴] 大腿内侧，髌骨上缘至腹股沟成一直线。

[手法] 用食指和中指指腹或拇指着力，自髌骨内上缘直线推至腹股沟，推约3分钟，叫推箕门。

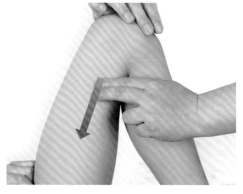

按揉丰隆 化痰特效穴

[主治] 腹胀、咳嗽、痰多、气喘。

[取穴] 屈膝时外膝眼与外踝尖连线中点，距胫骨前缘外2横指处。

[手法] 用拇指指端按揉丰隆30～50次。

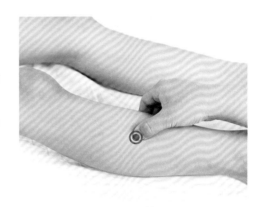

揉太冲 清肝火，促睡眠

[主治] 头痛、眩晕、目赤肿痛、夜眠不安。

[取穴] 足背侧，第一、二跖骨结合部之前凹陷处。

[手法] 用拇指指腹揉孩子太冲100～200次。

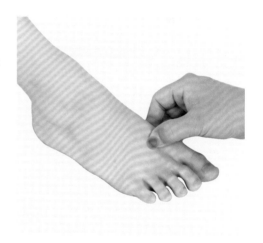

按揉涌泉 强壮筋骨长高个

[主治] 发热、呕吐、腹泻。

[取穴] 足心，第二、三趾的趾缝纹头端与足跟连线的前1/3和后2/3之交点处，屈趾时足心的凹陷处。

[手法] 用拇指指腹按揉或推涌泉穴，50～100次。

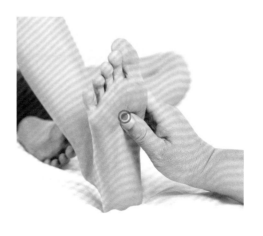

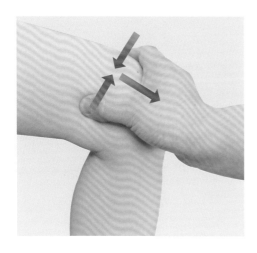

拿百虫 **四肢抽筋轻松除**

[主治] 孩子四肢抽搐、下肢疲软无力等。

[取穴] 髌骨内侧端上3寸。

[手法] 以拇指与食指、中指二指相对用力拿百虫，叫拿百虫。拿5～10次。

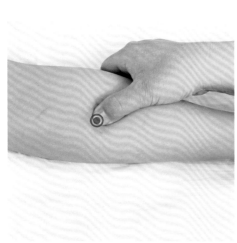

按揉承山 **缓解生长疼痛**

[主治] 下肢抽搐、腿部疼痛。

[取穴] 微微施力踮起脚尖，小腿后侧肌肉浮起的尾端即为承山穴。

[手法] 孩子俯卧，父母用拇指指端按揉承山30次。

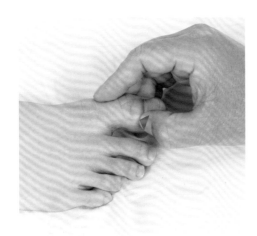

掐大敦 **孩子惊风能应对**

[主治] 惊风。

[取穴] 足大趾末节外侧，距趾甲角0.1寸。

[手法] 用拇指指尖掐大敦5～10次。

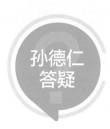

爸妈最关心的育儿问题

儿童推拿手法和成人有哪些不同之处？

A 成人推拿大都要求有力，而儿童推拿则要求柔和轻快。成人推拿多数是点状穴，而儿童推拿大部分采取点状的推拿、面状的抚摸和线状的推揉相结合的手法。

在孩子不同部位做推拿，要注意哪些事项？

A 操作颈项部穴位时，操作者可将一手扶于小儿前额，以便于更好地操作，也会让小儿更舒适；判断推拿腹部的手法是否着实，可以观察指下胃肠蠕动、推拿后局部皮肤的温度上升等情况；为了方便操作，且让小儿感觉舒适，腰部或背部的推拿可在床上进行。

孩子不好好睡觉，做推拿是否有效果？

A 在有些父母眼里，孩子似乎总是不听话，比如不好好吃饭、不好好睡觉……无论轻言细语还是严厉管教，他们总是不听，因此常使父母烦恼。

如果你的孩子不好好睡觉，可以哄他躺下来，一边给他做推拿，一边给他讲故事。不经意间就会把孩子的经络完全舒展开，让孩子精神放松，不知不觉地进入梦乡。

当孩子因为腹胀而哭闹时，怎样做推拿？

A 可以用拍嗝的方式帮助缓解腹胀。让孩子竖直后背坐在你腿上，轻轻拍他的后背，直到他打嗝为止。

Q⑤

孩子睡着后，如何给他做推拿？

A 孩子睡觉时很安静，能更好地配合父母。同时穴位定位会更准确，但需要注意两点：

（1）应在孩子睡着后30分钟再做推拿。

（2）孩子睡着后推拿手法要轻柔，不要影响孩子正常的睡眠。

Q⑥

在夏天有什么办法能够预防孩子生痱子？

A 在炎热夏天，可以用薄荷、菖蒲熬水给孩子洗澡。常喝绿豆汤及其他清凉饮料。勤洗澡、勤换衣，保持身体干燥。外出时注意遮阳，不要让孩子在阳光下暴晒。

Q⑦

冬天，如何预防孩子生冻疮？

A 冻疮皆因寒作祟，因此防寒保暖对冻疮的预防非常重要，尤其要注意对手脚、脸颊、耳朵等暴露部位的保护。保持衣帽鞋袜干燥。冬天在户外活动时，避免中途长时间休息，导致血液循环不畅。

Q⑧

请问有什么简单办法可以帮助孩子缓解打嗝？

A 喝一大口水，分若干小口快速咽下去，是缓解打嗝的一个简单的办法。

按按捏捏，宝宝体质好、四季健康、不受意外伤害

宝宝四季推拿保健法

春季：养肝保平安

中医认为，春季补五脏以养肝为先。这是因为春季为肝气旺盛之时，肝气旺则会影响脾，所以春季容易出现脾胃欠佳的疾病。所以，要护理好孩子脾胃，先要把肝养护好。

按揉肝俞

[取穴] 在背部，肩胛骨下角水平连线与脊柱相交椎体处，往下推2个椎体，其下缘旁开1.5寸处即是。

[操作] 用拇指指腹按揉孩子双侧肝俞穴10～30次。

[功效] 肝俞是肝脏在背部的反应点，刺激该穴有利于孩子肝脏疾病防治。

按揉三阴交

[取穴] 内踝尖直上3寸，胫骨后缘处。

[操作] 用拇指或食指指端按揉孩子三阴交穴50～100次。

[功效] 三阴交有健脾益血、调肝补肾的功效。按揉此穴，是孩子在春季养肝、护肝的好办法。

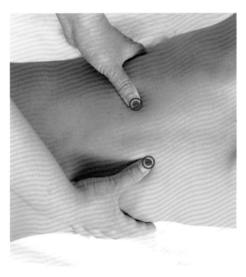
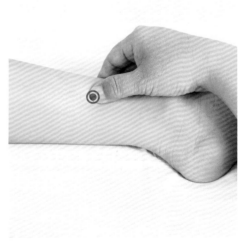

夏季：养心身体健

中医说，养心季节在于夏。在夏季应呵护好孩子的心脏，让孩子心神安宁、身体康健。

按揉心俞

[取穴] 背部，第5胸椎棘突（平肩胛下角的椎骨是第7胸椎，由此向上推两个椎骨，即第5胸椎）下，旁开1.5寸，左右各一穴。

[操作] 用食指或拇指指端按揉孩子双侧心俞穴20～30次。

[功效] 按揉心俞可补益心气，有安神益智的功效。

按揉内关

[取穴] 腕横纹正中直上2寸，腕掌侧两筋之间。

[操作] 用拇指指端按揉孩子内关穴，保持压力不变，并旋转揉动，以产生酸胀感为度。

[功效] 按揉内关可以宽胸理气、和胃降逆、养护心脏。

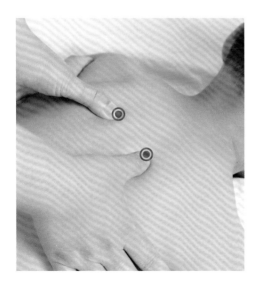

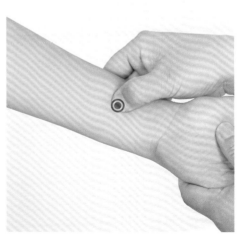

秋季：养肺秋不燥

　　秋天的天气变得干燥凉爽，正是孩子肺气旺盛的时候。由于孩子的身体器官发育不完善，容易因气候变化引发感冒、咳嗽等病症。所以，秋季推拿养肺是关键。

按揉肺俞

[取穴]　背部，第3胸椎棘突下，旁开1.5寸，左右各一穴。

[操作]　用拇指指腹按揉孩子双侧肺俞穴30～50次。

[功效]　补肺益气，止咳化痰。

按揉膻中

[取穴]　前正中线上，两乳头连线的中点处。

[操作]　孩子仰卧位，用拇指指腹按揉孩子膻中穴1～5分钟。

[功效]　按揉膻中穴有理气宽胸、止咳化痰的作用。

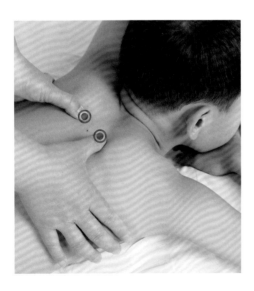

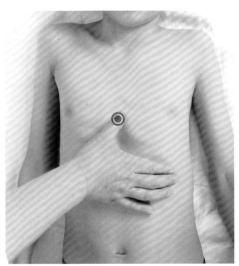

冬季：养肾发育好

冬季人体新陈代谢水平较低，需要依靠肾来发挥作用，以保证生命活动适应自然界变化。在冬季，肾脏调养好，就能调节机体适应严冬变化；否则，就会"肾失所养"，从而引发疾病。

按揉肾俞

[取穴] 腰部，第2腰椎棘突下，旁开1.5寸处。

[操作] 用拇指指腹按揉孩子双侧肾俞穴10～30次。

[功效] 按揉肾俞可补肾益气，强健孩子身体。

按揉涌泉

[取穴] 足心，第二、三趾的趾缝纹头端与足跟连线的前1/3与后2/3交界处，屈趾时足心凹陷处。

[操作] 用拇指指腹按揉孩子涌泉穴50～100次。

[功效] 按揉涌泉穴可滋阴益肾、退热除烦。

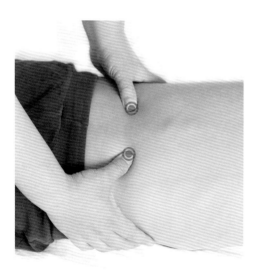

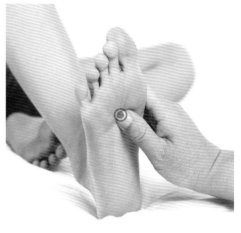

五种不同体质小儿推拿法

　　由于小儿先天禀赋不同，后天环境有异，故体质上有明显的差别，小儿体质类型大致可分为五类，即正常质、痰湿质、气虚质、内热质、气阴两虚质。

正常质

[体质表现]　小儿形体胖瘦适中，或略胖，或略瘦，面色红润，头发黑亮，性格活泼，哭声或语音响亮，肌肉结实，饮食及大小便正常，睡眠安宁，平时较少生病。

[病理特点]　小儿处于生长发育阶段，古有"稚阴稚阳"和"纯阳"之说，正常质的小儿虽是发育、营养正常，抗病能力尚好，但毕竟脏腑娇嫩，脾常不足，易受自然界邪气及饮食所伤，以肺脾系统病证为常见。发病之后容易传变，由表入里，易虚易实，易寒易热。

[推拿调理]　摩腹、捏脊、补脾经、补肺经。

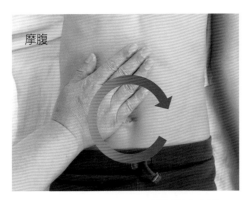

摩腹

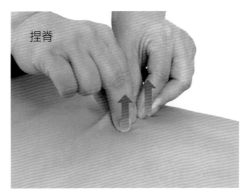

捏脊

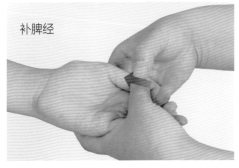

补脾经

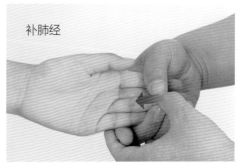

补肺经

痰湿质

[体质表现] 小儿形体偏胖，肌肉松软，行动缓慢，畏寒易汗，四肢末梢欠温，喉中常有痰鸣，睡时痰鸣加剧，常流口水，食欲较差，易发腹胀，大便稀，尿清，易患咳嗽，痰多。

[病理特点] 易受寒湿所侵和饮食所伤，造成痰饮咳嗽、哮喘、吐泻等疾病。发病之后，易伤阳气，造成脾肾阳气虚弱，痰湿停滞，导致肺脾气机失利，引起多种病理变化。

[推拿调理] 揉板门、补脾经、推三关、神阙静振法。

神阙静振法：将手心轻覆在孩子神阙穴上，手要轻，心要静，聚精会神于手掌，细心感受孩子的呼吸。

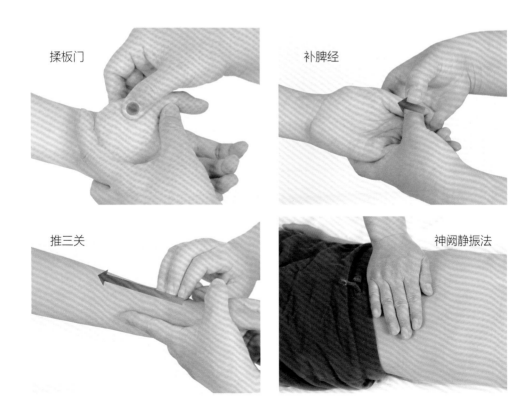

揉板门　　　补脾经

推三关　　　神阙静振法

气虚质

[**体质表现**]　小儿面白气弱，精神不振，肌肉不结实，四肢乏力，形寒畏冷，四肢欠温，腹胀，大便溏稀，小便清利，或有遗尿，易自汗，易感冒，唇色淡白。

[**病理特点**]　此类小儿体弱气虚，不耐外邪及饮食所伤，容易发病，经常患感冒及肺脾病证。

[**推拿调理**]　摩腹、捏脊、补脾经、补肺经、推三关、神阙静振法。

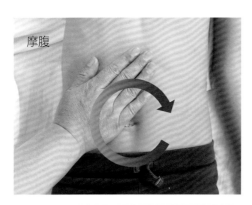

摩腹

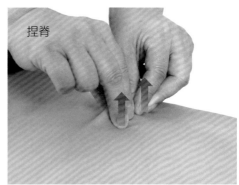

捏脊

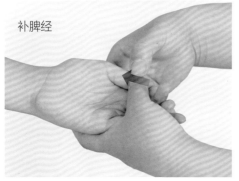

补脾经

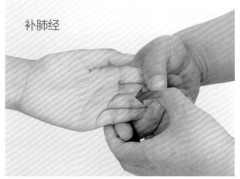

补肺经

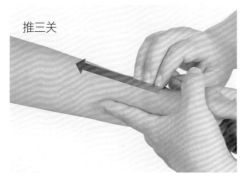

推三关

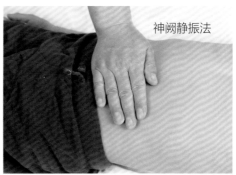

神阙静振法

内热质

[**体质表现**] 小儿形体多瘦，少数偏胖而壮实，唇红面赤，急躁好动，精神亢奋，口干而渴，大便秘结，或食多易汗、睡眠不宁，辗转反侧，或潮热盗汗（夜晚不明原因大量出汗），或遗尿，手足心热，皮肤较干燥，小便黄而臊臭，口中气臭，易感冒发热，且热势往往较高，甚或抽搐惊厥。

[**病理特点**] 易发温热病证。发病之后，易化热化火，动风生痰，或耗血动血，也易耗伤津液，造成阴虚内热。

[**推拿调理**] 揉内劳宫、补脾经、清天河水、神阙静振法。

揉内劳宫

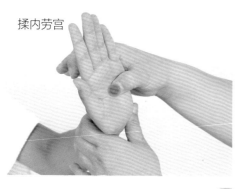

补脾经

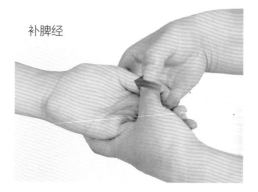

清天河水

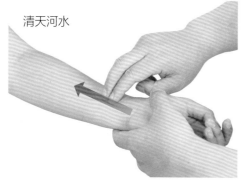

神阙静振法

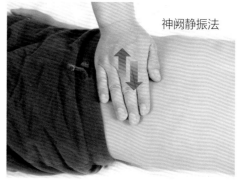

气阴两虚质

[**体质表现**] 小儿形质瘦弱气怯，面色苍白，表情淡漠或急躁，精神不振，口干，皮肤干燥，盗汗潮热，手足心热，睡眠不宁，唇色淡红或干红。

[**病理特点**] 此类小儿易受外感，感邪之后，最易入里，形成表里相兼、虚实夹杂，以致阴阳两虚，病情往往较重。

[**推拿调理**] 摩腹、捏脊、补脾经、补肺经、推三关、神阙静振法。

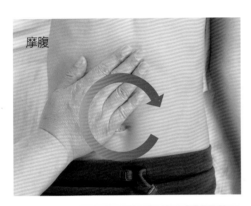

摩腹

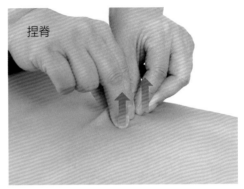

捏脊

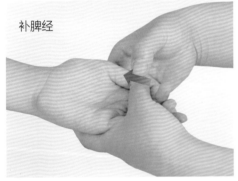

补脾经

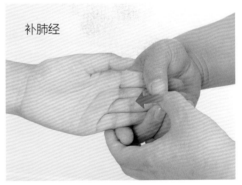

补肺经

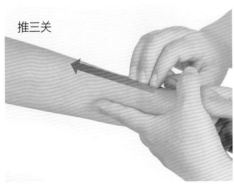

推三关

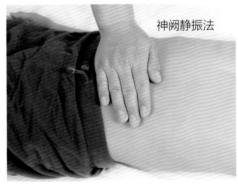

神阙静振法

小儿急救推拿法

小儿中暑

炎热的夏季，体质弱的孩子容易中暑。

表现症状

体温升高（38 ~ 40℃）、食欲下降、口渴、多饮多尿、食后呕吐。

调理方法

清热解暑。

清天河水

[取穴]　前臂掌侧正中，腕横纹至肘横
　　　　纹成一直线。

[操作]　用食指、中指二指指腹自孩子
　　　　腕部向肘部直推天河水100次。

[功效]　清天河水可清热解表，调治孩
　　　　子夏季中暑。

退六腑

[取穴]　前臂尺侧（小指侧），阴池（仰
　　　　掌，近小指端称阴池）至肘成
　　　　一直线。

[操作]　用拇指或食指、中指二指指腹
　　　　沿前臂尺侧自肘向腕直推孩子
　　　　六腑100次。

[功效]　退六腑可以清退脏腑的热毒，
　　　　能解孩子暑热。

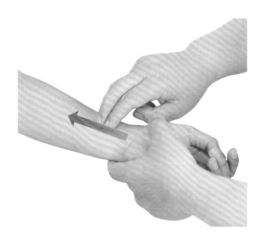

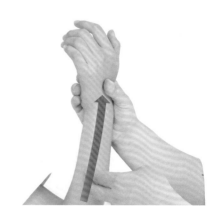

晕车晕船

晕车、晕船是指在乘坐交通工具时，受震动、摇晃的刺激，孩子不能很好地适应和调节机体的平衡，使交感神经兴奋性增强，导致神经功能紊乱，引起的一系列症状。

表现症状

眩晕、恶心、出冷汗、呕吐。

调理方法

调节神经中枢。

按揉内关

[取穴]　伸臂仰掌，腕横纹正中上2寸，两筋之间。

[操作]　用拇指端按揉孩子内关穴100次。

[功效]　按揉内关有调节神经中枢的作用，可有效调治孩子晕车、晕船。

逆运内八卦

[取穴]　在手掌面，以掌心为圆心，从圆心至中指指根横纹约2/3处为半径所做的圆。

[操作]　沿入虎口方向运内八卦30次。

[功效]　逆运内八卦可以消食导滞、健脾益胃，对于孩子因晕车、晕船导致的肠胃不适有很好的调理作用。

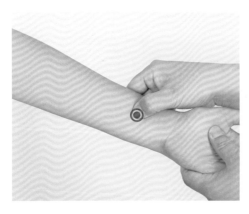

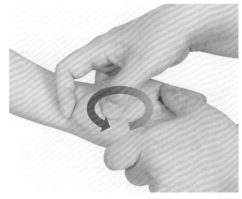

脚踝扭伤

踝关节扭伤是骨伤科常见的多发病，学龄前期和学龄期儿童活动量较大，因此发病较多。

表现症状

踝部明显肿胀疼痛，脚不能着地，伤处有明显压痛，局部皮下瘀血。

调理方法

舒筋活络，化瘀止痛。

按揉太溪

[取穴]　足内侧，内踝后缘与跟腱之间凹陷处，与内踝尖平齐。

[操作]　孩子取仰卧位，用拇指或食指指端按揉其太溪穴3分钟。

[功效]　按揉太溪可缓解孩子因脚踝扭伤造成的疼痛。

按揉昆仑

[取穴]　外踝尖与跟腱连线中点凹陷处。

[操作]　孩子取仰卧位，用拇指指端按揉其昆仑穴，力量由轻到重，操作半分钟。

[功效]　舒筋活络。主治孩子外踝部红肿、腰骶疼痛、头痛等。

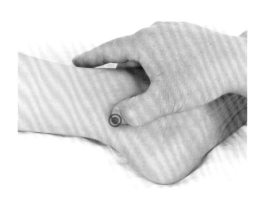
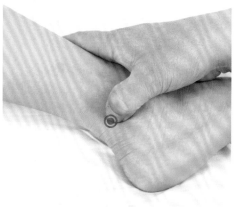

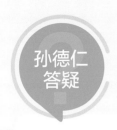

爸妈最关心的育儿问题

①

孩子春季容易花粉过敏怎么办？如何预防？

A 孩子在春天发生花粉过敏，通常会引起小儿花粉症，这是指由花粉引起的呼吸道变态反应病的总称。由花粉引起的过敏性鼻炎、过敏性哮喘，甚至是过敏性结膜炎等都可以称为花粉症。对花粉过敏的孩子，春天外出要戴太阳镜、口罩，不要在室外久留（尤其是花粉指数高的时间，例如晴天的傍晚），带孩子做户外运动时，尽可能选择花粉指数最低的时候，比如清晨或者一场阵雨之后，不要在室外晾衣服，否则容易沾染花粉，导致孩子过敏。

②

为什么孩子睡觉总会流口水呢？

A 中医认为这是脾不足的表现。正常的时候，脾有收摄的能力，可以控制口水的收放。没有食物的时候不分泌，有食物才分泌。但有时候脾的功能紊乱了，口水不该出来的时候却出来了，所以才出现睡觉时流口水的情况。这需要给孩子补脾胃，吃一些健脾食物，比如小米、山药、牛肉等。

③

孩子秋冬两个季节总会被支气管炎盯上，尤其是雾霾天表现更为严重。有什么食疗方可以预防？

A 这是孩子肺气不足的表现，中医认为肺喜湿恶燥畏寒，秋天干燥，冬季又寒冷，都容易使肺受伤。雾霾天空气污染严重，更容易刺激呼吸道，引发支气管炎症。预防支气管炎，可以在季节变换的时候喝一款杏仁雪梨汤。取雪梨1个，去核，切小块，与杏仁2克、冰糖20克放在碗中，加适量水放锅内蒸1小时后吃梨喝汤。该汤可调理雾霾引起的孩子久咳不止。

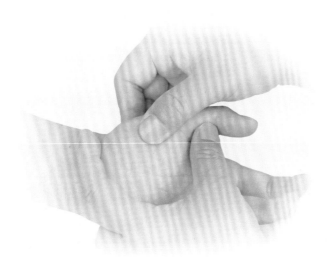

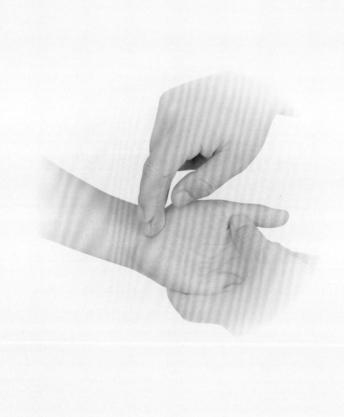